中医速查宝典系列

主编／郭长青

郭 妍

耳部反射区速查

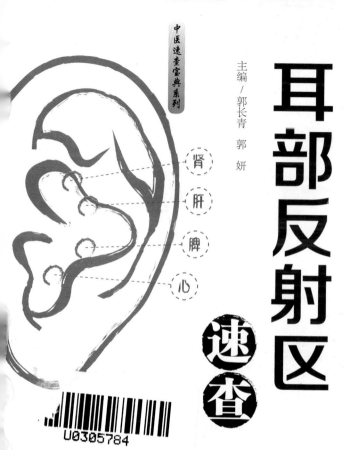

肾

肝

脾

心

中国科学技术出版社

·北京·

U0305784

图书在版编目（CIP）数据

耳部反射区速查 / 郭长青，郭妍主编 . — 北京 : 中国科学技术出版社，2022.1（中医速查宝典系列）

ISBN 978-7-5046-9159-0

Ⅰ . ①耳… Ⅱ . ①郭… ②郭… Ⅲ . ①耳—按摩疗法（中医）Ⅳ . ① R244.1

中国版本图书馆 CIP 数据核字 (2021) 第 165439 号

策划编辑	韩 翔 于 雷
责任编辑	延 锦
文字编辑	靳 羽
装帧设计	佳木水轩
责任印制	李晓霖

出 版	中国科学技术出版社
发 行	中国科学技术出版社有限公司发行部
地 址	北京市海淀区中关村南大街 16 号
邮 编	100081
发行电话	010-62173865
传 真	010-62179148
网 址	http://www.cspbooks.com.cn

开 本	880mm × 1230mm 1/64
字 数	79 千字
印 张	4.75
版 次	2022 年 1 月第 1 版
印 次	2022 年 1 月第 1 次印刷
印 刷	天津翔远印刷有限公司
书 号	ISBN 978-7-5046-9159-0 / R · 2774
定 价	26.00 元

编著者名单

主　编　郭长青　郭　研

副主编　刘乃刚　黄永强

编　者　（以姓氏笔画为序）

王军美　尹孟庭　冯小杰　邢龙飞

朱文婷　刘　聪　杜　玫　张　典

张　茜　陈烯琳　胡庭尧

内容提要

    按摩疗法具有方法简便、经济实用、适应证广泛等特点，早已被广大中医爱好者应用于家庭保健。特别是近年来，按摩疗法迅速普及，无论是治疗疾病还是家庭保健都取得了可喜的发展。为了便于大家准确定位，应用于疾病更为有效，我们编写了这本书。

    本书由北京中医药大学针灸学院专家编撰，主要介绍了耳部反射区自我按摩，包括耳部反射区的定位，反射区按摩的操作手法，以及常见病、多发病的临床应用等内容。

    本书采用以图释文、以文解图的方式，给读者以直观、明确的反射区定位，既突出了按摩疗法的特点，又兼顾了常见疾病的操作形式和特色，每种手法均辅以图解说明，易学易记，非常适合爱好按摩保健的读者，可作为临床应用和家庭保健的实用参考书。

前　言

　　随着生活水平的提高，生命价值观念的增强，人们对医疗保健有了更高的要求。卫生资源的有限性和医疗保障制度的改革及医学的进步，要求医疗方法经济实惠、效果确凿，既能预防疾病，又能强身健体。

　　耳穴疗法具有调节神经平衡、镇静止痛、脱敏止痒、疏通经络、调和气血、强壮健肾等功能，被广泛应用于临床。其适用范围遍及内、外、妇、儿、神经、五官、内分泌等各科，不仅能治疗神经衰弱、植物神经紊乱等功能性疾病，还能治疗某些器质性疾病，以及病毒、细菌、原虫所致的一些疾病。

　　耳针的疗效一般为 83%～99%，对于一些急性扭伤、落枕、头痛等病例，常有针到病除、立竿见影之效，对于一些慢性病，也能收到不同程度的即时疗效。

为了促进反射区疗法的普及和推广，我们选择了较为常用的疗效较好的耳部反射区疗法进行介绍，简明实用，易学易记。

编著者

目　录

第1章　耳部反射区概述

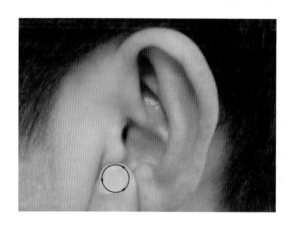

运用耳郭治病在我国历史悠久，《素问·缪刺论》记述："尸厥，……不已，以竹管吹其两耳"。《灵枢·五邪》篇："邪在肝，……取耳间青脉以去其掣。"隋代杨上善在《黄帝内经太素》中记述："耳间青脉，附足少阳脉瘈脉，一曰资脉，在耳本，如鸡足青脉络，刺出血如豆，可以去痹也。"元代危亦林《世医得效方》中指出："治口㖞斜即效，耳垂下麦粒大艾炷三壮，左灸右，右灸左。""赤眼，挑耳后红筋。"我国在借助耳部诊治疾病方面有悠久的历史和丰富的经验，早在两千多年前的《黄帝内经》中，就记载了许多借耳诊治疾病的经验和理论，如耳与经络、脏腑的关系，望耳诊断疾病，耳背放血治疗抽搐等。另外，散载于历代医学著作中和民间流传的经验也很丰富。仅举历代有文字记载的耳穴就有耳尖、耳中、珠顶、郁中、三扁桃效、耳涌、窗笼、壳背等。历代刺激耳壳治疗过的病症有头痛、眼病、气喘、面瘫、胃痛等 14 种以上。1888 年张振均氏就发表过耳背分属五脏的示意图。新中国成立前山西运城的"孙三爷"因其擅长针刺耳壳治病而出名。1956 年山东省莱西市卫生院发表了"针刺耳轮三点治疗急性扁桃腺炎"的文章。

法国医生 P. Nogier 于 1956 年提出了 42 个耳穴点和形如胚胎倒影的耳穴分布图，并于 1961 年、1975 年和 1983 年多次加以增补和修改，近年来又提出了"三个位相学说"的设想。法国 R. Jarhoot 也在 1971 年提出过不同的耳穴。三十多年来，其他国家也曾提出过"腰痛点""疲劳恢复点"等少数耳穴。

P. Nogier 的耳穴图于 1958 年传播至我国，对我国针灸工作者有所启发。此后，我们在城乡普及了耳针疗法，用耳针治疗了 200 多种病症，观察到耳针对急性痛证、腮腺炎、支气管哮喘、带状疱疹等几十种病症疗效较为显著。在刺激耳穴的方法上增加了耳压、埋针、电针、耳穴注射、磁疗、光针等，创造了耳针麻醉。在耳穴辅助诊断方面也积累了丰富的经验。各医学院校和研究部门还从经络、神经、体液等方面，运用解剖组织学、电生理学、生物化学、组织化学和核医学等方法，对耳穴与内脏的相关性进行了动物实验和人体观察，取得了可喜的成绩。我们在深入发掘古人经验的同时，在诊疗和针麻实践中不断提出了许多新耳穴，大大丰富了我们对耳穴的认识，逐步充实了我国的耳穴图。目前，耳穴图在世界上传播最广、影响最大，已在近百个国家地区中得到运用。但由于人们对耳穴作用的认识各异，耳穴的作用机制尚未定论，其定位和命名较为混乱。

为了便于研究和交流，我国受世界卫生组织西太区办事处的委托，根据我国对耳穴的研究和实际应用情况，并参阅了英、法、德、日文文献，选取了临床上常用的、疗效好的、不能为其他穴所替代的耳穴，并兼顾不同语种的人都易于掌握的原则，制订了耳穴国际标准化方案。

　　新中国成立后，特别是近30年来，耳针得到了迅速发展，治疗的病症在100种以上，遍及内、外、妇、儿、皮肤、眼耳鼻喉等各科。临床实践证明，耳针不仅可以治疗功能性疾病，对许多器质性疾病以及疑难杂症也有较好疗效。由于耳针止痛效果好，1968年后全国广泛开展了耳针麻醉，针麻穴位也由多及少，逐渐简化，但耳针麻醉尚存"三关"（即镇痛不全、内脏牵拉反应、腹肌松弛不理想），须进一步解决。

一、主要特点

1. 适应证广、疗效好　耳穴具有调节神经平

衡、镇静止痛、脱敏止痒、疏通经络、调和气血、强壮健肾等功能，被广泛应用于临床。其治疗的病症遍及内、外、妇、儿、神经、五官、内分泌等科。

耳穴不仅能治疗神经衰弱、植物神经紊乱等功能性疾病，还能治疗某些器质性疾病，以及病毒、细菌、原虫所致的一些疾病。据文献统计约有200余种病症可用耳针来治疗。耳针的疗效一般为83%～99%，对于一些急性扭伤、落枕、头痛等病例，常有针到病除、立竿见影之效，即使对于一些慢性病，也能收到不同程度的即时疗效。

2. 简便易行、花费低廉　由于耳穴绝大多数是人体解剖学名称，并且耳穴的分布排列又有一定规律，故耳针易学易记，经短期训练对一般常用的耳穴、治疗方法、操作技术能初步掌握。一些简易的毫针法、放血法、压丸法等均无须特殊设备，费用甚为低廉，更适于广大人民自我保健。

3.**副作用少**　耳部反射区按摩是一种较为安全的治疗方法，由于耳郭菲薄，无刺伤内脏之虞，也无滞针、折针等现象。如若注意消毒并详细询问既往针刺治疗史的话，耳郭感染和晕针等副作用就可以预防或减少发生。

二、适应证

（一）各种疼痛性疾病

1.**外伤性疼痛**　如扭伤、挫伤、刺伤、切割伤、骨折、脱臼、落枕，烫伤等疼痛。

2.**手术后疼痛**　如五官、脑外、胸、腹、四肢末节所产生的伤口痛、瘢痕痛、幻肢痛，麻醉后的腰痛、头痛等，常可用其来减少或代替哌替啶、吗啡等诸类止痛麻醉剂。

3.**神经性疼痛** 如头痛、偏头痛、三叉神经痛、肋间神经痛、带状疱疹、坐骨神经痛。

4.**其他** 各类晚期痛肿所致的疼痛。

（二）各种炎症性疾病

如急性结合膜炎、疱疹性角膜炎、电光性眼炎、牙周炎、化脓性牙髓炎、中耳炎、咽喉炎、扁桃腺炎、腮腺炎、大叶性肺炎、气管炎、胸膜炎、胃炎、肠炎、阑尾炎、胆囊炎、盆腔炎、睾丸炎、附睾炎、各种疮疡、痈疽、丹毒、风湿性关节炎、面神经炎、末梢神经炎等，耳针有消炎止痛之功效。

（三）功能紊乱性疾病

如眩晕综合征、心律不齐、高血压、多汗症、肠功能紊乱、月经不调、遗尿、神经衰弱、癔症、性功能紊乱、腹肌痉挛、面肌痉挛等。实践证明耳针具有调节神经兴奋与抑制失去平衡的功能，能建立新的平衡，促使病症的缓和或痊愈。

（四）过敏性与变态反应性疾病

如过敏性鼻炎、哮喘、过敏性紫癜、过敏性休克、过敏性结肠炎、结节性红斑、风湿热、药热、血清病、荨麻疹等，耳针可以提高内源性肾上腺皮质激素含量，具有消炎脱敏、改善免疫功能作用。

（五）内分泌代谢性疾病

单纯性甲状腺肿、亚急性甲状腺炎、甲状腺功能亢进、糖尿病、肥胖症、围绝经期综合征，耳针可以调节改善症状，减少药量等辅助治疗之用。

（六）传染性疾病

流行性感冒、百日咳、猩红热、疟疾、肺结核、传染性肝炎、乙型脑炎、流行性脑膜炎、青年扁平疣等，耳针有镇静退热、解痉镇痛止咳等作用，恢复和提高了机体免疫防御功能，而加速疾病的治愈。

（七）各种慢性疾患

腰腿痛、肩周炎、腹胀、消化不良、肢体麻木等，有时耳针有某些药物所不及的疗效。

（八）其他

耳针除上述适应证外，还有催乳、催产功能，亦可治疗食物中毒、输液反应，预防输血反应和某些传染病，如腮腺炎、流行性结合膜炎等，同时还可戒毒、戒烟、促进保健等。

耳针的适应证很广泛，许多疾病可单独用耳针治疗，而有些疾病耳针仅能作辅助治疗。

三、禁忌证

1. 严重的心脏病者不宜使用，更不宜采用强刺激。

2. 患有严重器质性疾病及伴有高度贫血者不宜针刺。

3. 外耳患有显著的炎症，如湿疹、溃疡、冻疮破溃等情况暂不宜针刺。

4. 妇女怀孕期间，迫切需耳针治疗者应慎用，有习惯性流产史的孕妇则应忌用。

5. 妇女月经期内，文献记载不宜行针，但在多年的实践中观察，大多数均无不利影响，个别患者出现经期缩短或月经骤停，停针后下月来潮即自行恢复，后继续治疗，由于对耳针刺激有了适应性，月经常不再受影响。子宫功能性出血、痛经患者行经期内治疗，同样有治疗作用。

第 2 章　耳部反射区自我按摩手法

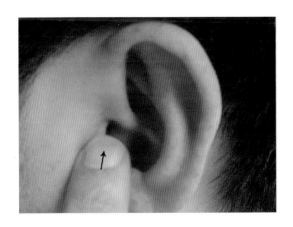

耳部反射区按摩疗法的基本手法有按法、点法、揉法、掐法等，下面我们对这些手法做简要介绍。

❀ **按法**（图 2-1）

【概念】用拇指或食指指尖或指腹（肚）垂直平压穴位或反应区、反应点，称按法。

【操作】操作时着力部位要紧贴手部表面，移动范围不可过大，用力由轻渐重，稳而持续，按压频率、力度要均匀。

❀ **点法**（图 2-2）

【概念】用拇指指端，或中指顶端，或小指外侧尖端加无名指、拇指固定，或屈拇指指间关节，或屈食指以近端指尖关节等部位点压手部穴区，称点法。

【操作】点法较按法接触面积小，要求力度强，刺激量大。操作时要求点压准确有力，不可滑动，力量调节幅度大。

第2章

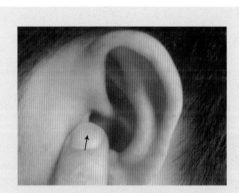

▲ 图 2-1 按法

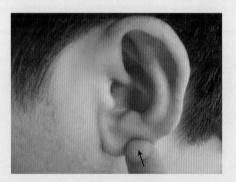

▲ 图 2-2 点法

❀ **揉法**（图 2-3）

【概念】以手指指腹（肚）按于手部穴区，腕部放松，以肘部为支点，前臂作主动摆动，带动腕部和掌指作轻柔和缓的旋转揉动，将力通过手指到达相应部位，称为揉法。揉法常使用拇指或中指进行。

【操作】压力宜轻柔，动作协调有节律，持续时间宜长。

❀ **掐法**（图 2-4）

【概念】用手指顶端甲缘重刺激穴区，一般多用拇指顶端及桡侧甲缘施力，也有以拇指与其余各指顶端甲缘相对夹持穴区施力，以上均称为掐法。

【操作】操作时要逐渐用力，至深透引起强反应时为止。掐至深度持续半分钟，松后再按揉半分钟局部，然后再行 1 次操作。注意操作时切忌滑动，以防掐破损伤皮肤。

第2章

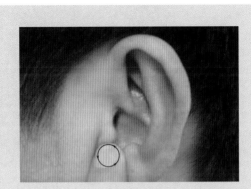

▲ 图 2-3 揉法

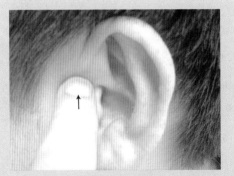

▲ 图 2-4 掐法

第3章　耳穴定位及主治

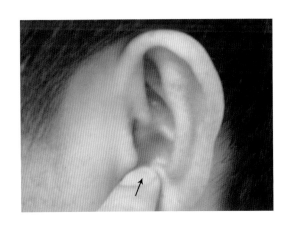

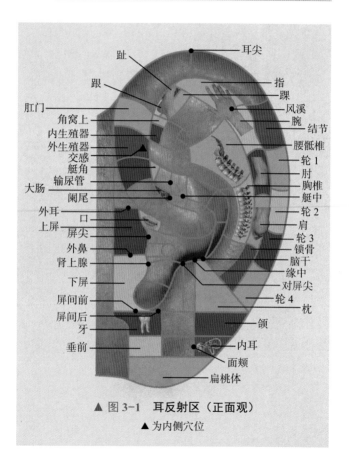

▲ 图 3-1 耳反射区（正面观）

▲ 为内侧穴位

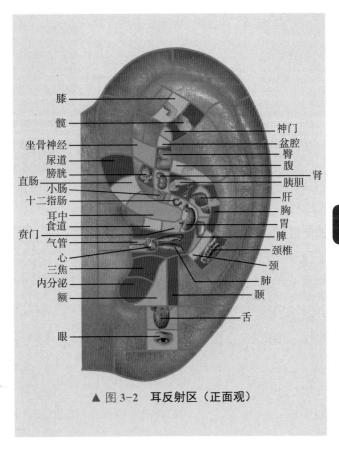

膝
髋
坐骨神经
尿道
膀胱
直肠
小肠
十二指肠
耳中
食道
贲门
气管
心
三焦
内分泌
额
眼

神门
盆腔
臀
腹
肾
胰胆
肝
胸
胃
脾
颈椎
颈
肺
颞
舌

▲ 图 3-2　耳反射区（正面观）

第3章

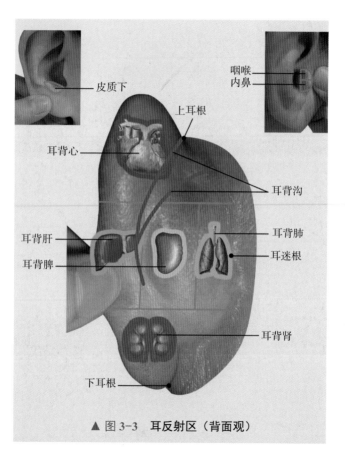

皮质下

咽喉
内鼻

上耳根

耳背心

耳背沟

耳背肝

耳背脾

耳背肺

耳迷根

耳背肾

下耳根

▲ 图3-3　耳反射区（背面观）

解剖名称	耳穴名称	曾用名称及合并穴名	定　　位	主治病症参考
耳轮脚 1 穴	耳中	零点、膈、神经官能症点	耳轮脚	呃逆、荨麻疹、皮肤瘙痒症、小儿遗尿症、咯血
耳轮 10 穴	直肠	直肠下段	近耳轮上切迹的耳轮处，与大肠同水平	便秘、腹泻、脱肛、痔疮
	尿道		直肠上方，与膀胱同水平的耳轮处	尿频、尿急、尿痛、尿潴留
	外生殖器		尿道上方，与交感同水平的耳轮处	睾丸炎、附睾炎、外阴瘙痒症
	肛门	痔核点	与对耳轮上脚前缘相对的耳轮处	痔核、肛裂
	耳尖	扁桃体$_1$	耳轮端，与对耳轮上脚后缘相对的耳轮处	发热、高血压、急性结膜炎、麦粒肿
	结节	肝阳$_{1,2,3}$、枕小神经、达尔文结节、髋关节痛	耳轮结节处	头晕、头痛、高血压
	轮$_2$、轮$_3$、轮$_4$	扁桃体$_{2,3,4}$、三扁桃效	在耳轮上，自耳轮结节下缘至耳轮垂切迹之间的耳轮分为 4 等份，由上而下依次为轮$_1$、轮$_2$、轮$_3$、轮$_4$	扁桃体炎、上呼吸道感染、发热
耳舟 6 穴	指	阑尾$_1$	将耳舟分成 6 等份，自上而下第 1 等份为指	甲沟炎、手指疼痛和麻木
	风溪	过敏区、荨麻疹点、结节内	指、腕两穴之间	荨麻疹、皮肤瘙痒症、过敏性鼻炎
	腕		第 2 等份为腕	腕部疼痛
	肘	睡眠诱导点	第 3 等份为肘	肱骨外上髁炎、肘部疼痛

第3章

（续表）

解剖名称	耳穴名称	曾用名称及合并穴名	定位	主治病症参考
耳舟 6穴	肩	阑尾2	第4、5等份为肩	肩关节周围炎、肩部疼痛
	锁骨	肾炎点、阑尾3	第6等份为锁骨	肩关节周围炎
对耳轮上脚 5穴	趾		对耳轮上脚的后方，近耳尖部	甲沟炎、趾部疼痛
	跟		对耳轮上脚的前方，近三角窝上部	足跟痛
	踝		跟、膝两穴之间	踝关节扭伤
	膝		对耳轮上脚的中1/3处	膝关节肿痛
	髋		对耳轮上脚的下1/3处	髋关节疼痛、坐骨神经痛
对耳轮下脚 3穴	臀		对耳轮下脚的后1/3处	坐骨神经痛、臀筋膜炎
	坐骨神经		对耳轮下脚前2/3处	坐骨神经痛
	交感		对耳轮下脚的末端与耳轮内缘交界处	胃肠痉挛、心绞痛、胆绞痛、输尿管结石、自主神经功能紊乱
对耳轮体 6穴	颈椎	甲状腺	在对耳轮体部，轮屏切迹至对耳轮上、下脚分叉处分为5等份，下1/5为颈椎，中2/5为胸椎，下2/5为腰骶椎	落枕、颈椎综合征

（续表）

解剖名称	耳穴名称	曾用名称及合并穴名	定位	主治病症参考
对耳轮 14穴（对耳轮体 6穴）	胸椎	乳腺		胸胁疼痛、经前乳房胀痛、乳腺炎、产后泌乳不足
	腰骶椎			腰骶部疼痛
	颈		颈椎前侧近耳腔缘	落枕、颈项肿痛
	胸		胸椎前侧近耳腔缘	胸胁疼痛、胸闷、乳腺炎
	腹		腰骶椎前侧近耳腔缘	腹痛、腹胀、腹泻、急性腰扭伤
三角窝 5穴	神门		在三角窝内、对耳轮上、下脚分叉处稍上方	失眠、多梦、痛证、戒断综合征
	盆腔	腰痛点	在三角窝内、对耳轮上、下脚分叉处稍下方	盆腔炎
	角窝中	喘点、肝炎点	三角窝中 1/3 处	哮喘
	内生殖器	子宫、精宫、天癸	三角窝前 1/3 凹陷处	痛经、月经不调、白带过多、功能性子宫出血、遗精早泄
	角窝上	降压点	三角窝前上方	高血压
耳屏 9穴	上屏		耳屏外侧面上 1/2 处	咽炎、单纯性肥胖症
	下屏		耳屏外侧面下 1/2 处	鼻炎、单纯性肥胖症

第3章

（续表）

解剖名称	耳穴名称	曾用名称及合并穴名	定　位	主治病症参考
耳屏 9穴	外耳	耳	屏上切迹前方近耳轮部	外耳道炎、中耳炎、耳鸣
	外鼻	鼻眼净、饥点	耳屏外侧面正中稍前	鼻前庭炎、鼻炎
	屏尖	珠顶、渴点	耳屏上部隆起的尖端	发热、牙痛
	肾上腺		耳屏下部隆起的尖端	低血压、风湿性关节炎、腮腺炎、间日疟、链霉素中毒、眩晕
	咽喉		耳屏内侧面上1/2处	声音嘶哑、咽喉炎、扁桃体炎
	内鼻		耳屏内侧面下1/2处	鼻炎、鼻窦炎、鼻衄
	屏间前		屏间切迹前方，耳屏最下部，即耳屏2区下缘处	咽炎、口腔炎
对耳屏 8穴	对屏尖	平喘、腮腺	对耳屏的尖端	哮喘、腮腺炎、睾丸炎、附睾炎、皮肤瘙痒症、窦
	缘中	脑点、脑干、遗尿点	对屏尖与轮屏切迹之间	遗尿、内耳眩晕症
	枕	晕点	对耳屏外侧面的后上方	头痛、头晕、哮喘、癫痫、神经衰弱
	颞	太阳	对耳屏外侧面的中部	偏头痛
	额		对耳屏外侧面的前下方	头痛、头晕、失眠、多梦

（续表）

解剖名称	耳穴名称	曾用名称及合并穴名	定位	主治病症参考
对耳屏8穴	皮质下	卵巢、睾丸、兴奋点	对耳屏内侧面	痫证、同耳鸣、神经衰弱、假性近视
	屏间后		屏间切迹后方，对耳屏下部，即对屏1区下缘处	额窦炎
	脑干		轮屏切迹处，即对耳屏3、4区之间	头痛、眩晕、假性近视
耳甲腔10穴 耳甲21穴	心		耳甲腔中央	心动过速、心律不齐、心绞痛、无脉症、神经衰弱、癔症、口舌生疮
	肺	肺点、结核点、肺气肿点	耳甲腔中央周围	咳嗽、胸闷、声音嘶哑、痤疮、皮肤瘙痒症、荨麻疹、扁平疣、便秘、戒断综合征
	气管		在耳甲腔内，外耳道口与心穴之间	咳喘
	脾		耳甲腔的后上方	腹胀、腹泻、便秘、食欲不振、功能性子宫出血、白带过多、内耳眩晕症
	内分泌		屏间切迹内，耳甲腔底部	痛经、月经不调、更年期综合征、痤疮、同耳鸣
	三焦		耳甲腔底部屏穴上方	便秘、腹胀、上肢外侧疼痛

第3章

（续表）

解剖名称	耳穴名称	曾用名称及合并穴名	定位	主治参考
耳甲腔10穴	口		耳轮脚下方前1/3	面瘫、口腔炎、胆囊炎、胆石症、戒断综合征
	食道		耳轮脚下方中1/3处	食道炎、食道痉挛
	贲门		耳轮脚下方后1/3处	贲门痉挛、神经性呕吐
	胃	幽门、下垂点	耳轮脚消失处	胃痉挛、胃炎、胃溃疡、失眠、牙痛、消化不良
耳甲艇11穴	十二指肠		耳轮脚上方后部	十二指肠溃疡、胆囊炎、胆石症、幽门痉挛
	小肠		耳轮脚上方中部	消化不良、腹痛、心动过速、心律不齐
	大肠		耳轮脚上方前部	腹泻、便秘、痢疾、咳嗽、痤疮
	阑尾		大、小肠两穴之间	单纯性阑尾炎、腹泻
	肝		耳甲艇的后下部	胁痛、眩晕、经前期紧张征、月经不调、更年期综合征、高血压、假性近视、单纯性青光眼
	胰胆		肝、肾两穴之间	胆囊炎、胆石症、胆道蛔虫症、偏头痛、带状疱疹、中耳炎、耳鸣、听力减退、急性胰腺炎

（续表）

解剖名称	耳穴名称	曾用名称及合并穴名	定　位	主治病症参考
耳甲艇 21穴 （耳甲11穴）	肾		对耳轮上、下脚分叉处下方	腰痛、耳鸣、神经衰弱、肾盂肾炎、哮喘、尿频、遗尿、月经不调、遗精早泄
	膀胱		对耳轮下脚的前下方	膀胱炎、遗尿、尿潴留、腰痛、坐骨神经痛、后头痛
	输尿管		肾区和膀胱区之间	输尿管结石绞痛
	艇角	前列腺	耳甲艇前上角	前列腺炎、尿道炎
	艇中	脐中、腹水、醉点、前腹膜、后腹膜	耳甲艇中央	腹胀、腹痛、胆道蛔虫症
耳垂 8穴	牙	拔牙麻醉点、牙痛点、升压点	耳垂正面，从屏间切迹软骨下缘至耳垂下缘划三条等距水平线，再在第二水平线上引两条垂直等分线，由上向下把耳垂分为9个区。①区为牙，②区为舌，③区为颌，④区为垂前，⑤区为眼，⑥区为内耳，5、6区交界线周围为面颊，7、8、9区为扁桃体	牙痛、牙周炎、低血压
	舌	上腭、下腭		舌炎、口腔炎
	颌	上颌、下颌		牙痛、颞颌关节功能紊乱
	垂前	拔牙麻醉点、神经衰弱点		神经衰弱、牙痛
	眼			急性结膜炎、电光性眼炎、麦粒肿、假性近视
	内耳			内耳眩晕症、耳鸣、听力减退

（续表）

解剖名称	耳穴名称	曾用名称及合并穴名	定位	主治病症参考
耳垂8穴	面颊			周围性面瘫、三叉神经痛、痤疮、扁平疣
	扁桃体	扁桃体4		扁桃体炎、咽炎
耳背9穴	上耳根	郁中、脊髓1	耳根最上缘	鼻衄
	耳迷根		耳背与乳突交界的根部，耳背脚对应处	胆囊炎、胆石症、胆道蛔虫症、鼻塞、心动过速、腹痛、腹泻
	下耳根		耳根最下缘	低血压
	耳背沟	降压沟	对耳轮上、下及脚对耳轮主干在耳背面呈Y字形凹沟部	高血压、皮肤瘙痒症
	耳背心		耳背上部	心悸、失眠、多梦
	耳背脾		耳轮脚消失处的耳背部	胃痛、消化不良、食欲不振
	耳背肝		在耳背脾的耳轮侧	胆囊炎、胆石症、肋痛
	耳背肺		在耳背脾的耳根侧	咳嗽、皮肤瘙痒症
	耳背肾		耳背下部	头痛、头晕、神经衰弱

第 4 章 常见病耳部
按摩疗法

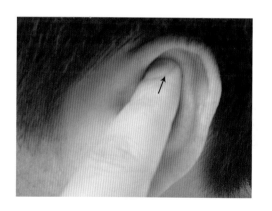

❁ 急性胃肠炎（图 4-1 至图 4-7）

急性肠炎是夏秋季的的常见病、多发病。本病多由细菌及病毒等微生物感染所致，主要表现为腹痛、腹泻、恶心、呕吐、发热等，严重者可致脱水、电解质紊乱、休克等。以腹痛、腹泻为表现者常称为急性肠炎；临床上往往恶心、呕吐、腹痛、腹泻同时并见，故亦称急性胃肠炎。

【操作】按摩胃、大肠、神门、交感、皮质下、三焦反射区。

❁ 慢性胃炎（图 4-8 至图 4-15）

慢性胃炎是一种常见的多发病，其发病率居胃病之首，年龄越大，发病率越高，特别是 50 岁以上的更为多见，男性高于女性。慢性胃炎主要是胃黏膜上皮遇到各种致病因子经常反复侵袭，如药物、微生物、毒素和胆汁反流等，发生慢性持续性炎症

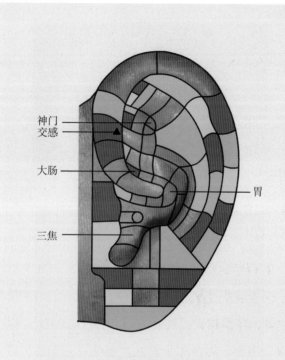

神门
交感
大肠
三焦
胃

▲ 图 4-1　急性胃肠炎常用耳部反射区

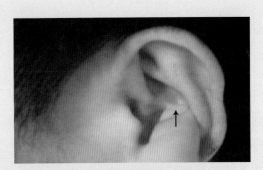

▲ 图 4-2　食指按压胃反射区 **1～2** 分钟

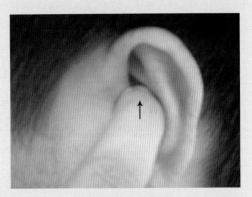

▲ 图 4-3　食指按压大肠反射区 **1～2** 分钟

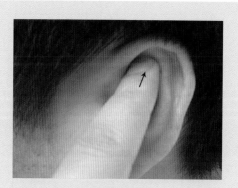

▲ 图 4-4　食指按压神门 1～2 分钟

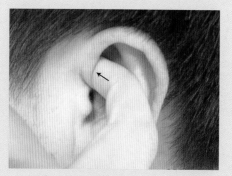

▲ 图 4-5　食指按压交感 1～2 分钟

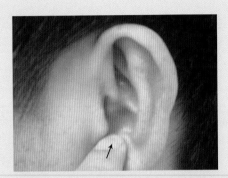

▲ 图 4-6　拇指按压皮质下反射区 1～2 分钟

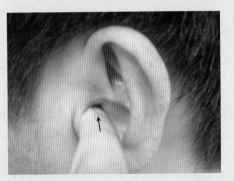

▲ 图 4-7　食指按压三焦 1～2 分钟

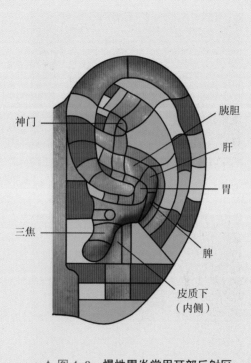

神门

胰胆

肝

胃

三焦

脾

皮质下
（内侧）

▲ 图 4-8　慢性胃炎常用耳部反射区

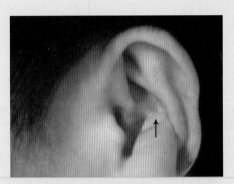

▲ 图 4-9　食指按压胃反射区 1~2 分钟

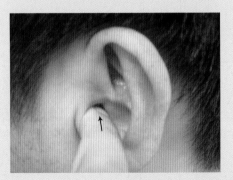

▲ 图 4-10　食指按压三焦反射区 1~2 分钟

性病变。虽然病因不明，但病理过程基本相似，由轻到重，由浅到深，萎缩呈进行性发展。炎症性变化包括充血、水肿、糜烂、出血。病变范围主要在腺窝层，由于胃黏膜的再生改造，腺窝层的剥脱变性和坏死，最后导致固有的腺体萎缩，形成萎缩病变为主的慢性胃炎，同时，可伴有肠上皮化生和非典型增生的癌前组织学变化。

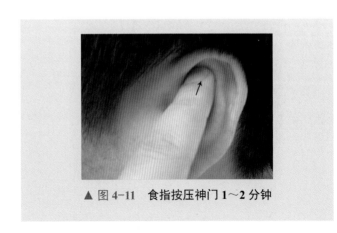

▲ 图 4-11　食指按压神门 1～2 分钟

第 4 章

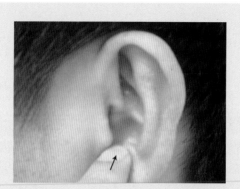

▲ 图 4-12　拇指按压皮质下 1～2 分钟

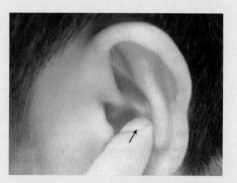

▲ 图 4-13　食指按压脾反射区

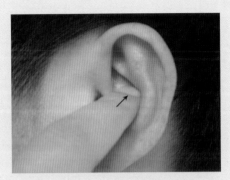

▲ 图 4-14　食指按压肝反射区

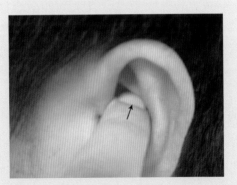

▲ 图 4-15　食指按压胆反射区

第4章

【操作】按摩胃、三焦、神门、皮质下反射区，脾胃虚弱加脾反射区；肝胃不和加肝、胆反射区。

【加减】

① **脾胃虚弱**

临床表现：胃脘隐痛，食后腹胀，恶心纳少，舌淡苔白，脉细弱。

加食指按压脾反射区 1～2 分钟。

② **肝胃不和**

临床表现：胃脘胀满，痛连两胁，嗳气，泛酸，每因烦恼郁怒而发作疼痛，苔多薄白，脉弦。

加食指按压肝、胆反射区各 1～2 分钟。

❀ **胃、十二指肠溃疡**（图 4-16 至图 4-24）

胃与十二指肠溃疡又称消化性溃疡病。由于溃疡的形成和发展与酸性胃液、胃蛋白酶的消化作用有密切关系，所以称为消化性溃疡。因为溃疡主

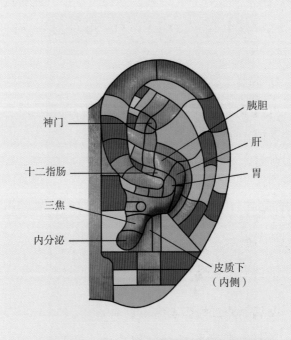

神门

十二指肠

三焦

内分泌

胰胆

肝

胃

皮质下
（内侧）

▲ 图 4-16　胃、十二指肠溃疡常用耳部反射区

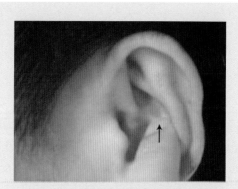

▲ 图 4-17　食指按压胃反射区 1～2 分钟

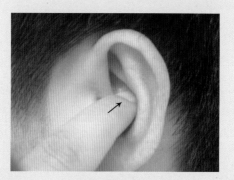

▲ 图 4-18　食指按压十二指肠反射区 1～2 分钟

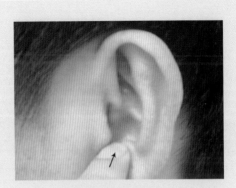

▲ 图 4-19　拇指按压皮质下 1～2 分钟

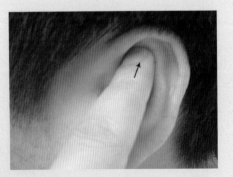

▲ 图 4-20　食指按压神门 1～2 分钟

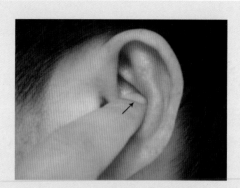

▲ 图 4-21　食指按压肝反射区

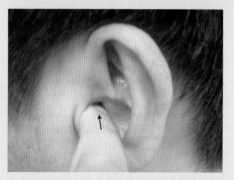

▲ 图 4-22　食指按压三焦反射区

要（88%～99%）发生在胃与十二指肠，故又称胃、十二指肠溃疡。本病为常见病、多发病，发病率为10%～12%。可发生于任何年龄，但青壮年为多，男性多于女性，两者之比约为 3∶1，若防治不当可引起大出血、胃穿孔或幽门梗阻等严重并发症。

腹部疼痛是溃疡病最常见的症状之一，有节律性、周期性和长期性的特点。疼痛的性质常为隐痛、灼痛、胀痛、饥饿痛或剧痛，以阵发性中等度钝痛为主，亦有持续性隐痛者，可食碱性药物和食物暂时缓解。胃溃疡的疼痛部位在剑突下或偏左，十二指肠溃疡则偏右，后壁穿透性溃疡疼痛可放射至背部 7～12 胸椎区。每次疼痛发作的持续时间多为1～2 小时，亦可持续数日。疼痛的发作有季节性，一般秋末冬初最易发病。胃溃疡疼痛发生于餐后0.5～2 小时，再经 1～2 小时的胃排空后缓解，其规律为进食——→疼痛——→舒适——→进食。十二指肠溃

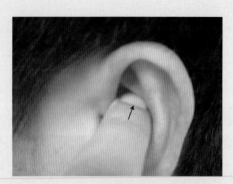

▲ 图 4-23　食指按压胰胆反射区

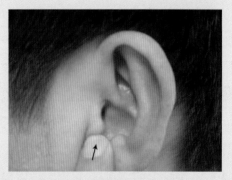

▲ 图 4-24　食指按压内分泌反射区

疡疼痛常于饭后 2～4 小时发作，持续至下次进食后才缓解，其规律为进食——舒适——疼痛——进食，常在夜间痛醒。消化性溃疡的发作可伴有嗳气、反酸、流涎、恶心、呕吐等症状，10%～25% 的患者，尤其是老年患者常无上腹部疼痛等典型症状，而是以上消化道出血或急性穿孔而就诊。溃疡病在缓解期体征可不明显，病情发作期可有上腹部压痛，多和溃疡存在部位相一致，如胃溃疡的压痛多在剑突下左方，幽门前区溃疡多在上腹正中或稍偏右，球部溃疡多固定于脐的右上方，亦可能由于内脏交感神经感觉纤维有脊髓内与体表局部感觉神经的交通枝，因而使体表局部敏感性增强而形成压痛点。舌象在溃疡病亦有一定的特点，胃溃疡时舌苔多为白腻，偶有片状剥脱性改变；十二指肠溃疡时，舌质多平滑鲜红，舌苔却少。

【操作】按摩胃、十二指肠、皮质下、神门。肝胃不和型配肝、三焦；胃阴不足型配胰胆、内分泌。

【加减】

① 肝胃不和

临床表现：胃脘胀满，痛连两胁，嗳气，泛酸，每因烦恼郁怒而发作疼痛，苔多薄白，脉弦。

加食指按压肝、三焦反射区各 1～2 分钟。

② 胃阴不足

临床表现：胃脘疼痛绵绵不断，喜暖喜按，空腹时疼痛加剧，得热食痛缓，舌淡苔白，脉虚缓。

加食指按压胰胆、内分泌反射区各 1～2 分钟。

❀ **便秘**（图 4-25 至图 4-32 ）

便秘是临床常见的一种症状，虽然不是一种病，但严重影响生活质量。正常人每日排便 1 次，或每周排便 3～4 次，排出成形粪便，排便时无须过分用力，便后有舒适感，也属正常排便。便秘是指排便

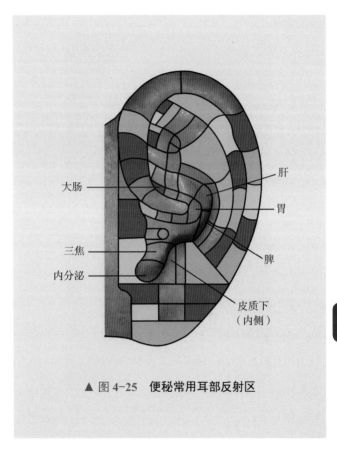

大肠

肝

胃

脾

三焦

内分泌

皮质下
（内侧）

▲ 图 4-25　便秘常用耳部反射区

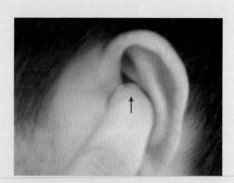

▲ 图 4-26　食指按压大肠反射区 1～2 分钟

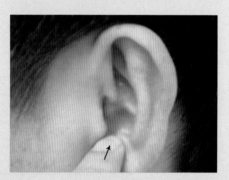

▲ 图 4-27　拇指按压皮质下 1～2 分钟

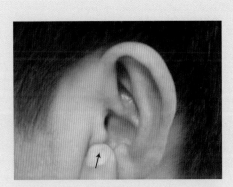

▲ 图 4-28　拇指按压内分泌 1～2 分钟

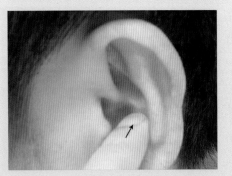

▲ 图 4-29　食指按压脾反射区

第4章

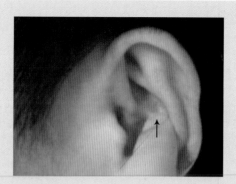

▲ 图 4-30　食指按压胃反射区

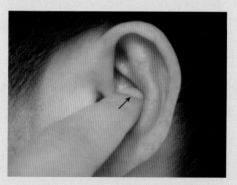

▲ 图 4-31　食指按压肝焦反射区

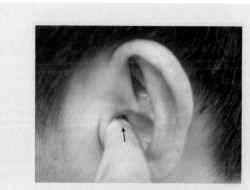

▲ 图 4-32　食指按压三焦反射区

排出困难，或排便时间间隔延长。

【操作】按摩大肠、皮质下、内分泌。虚证加脾、胃反射区，实证加按压肝、三焦反射区。

【加减】

① 虚证

临床表现：大便秘结，头晕目眩，神疲乏力，食欲不振，排便时努挣乏力，舌淡苔薄，脉细。

加食指按压脾、胃反射区各 1～2 分钟。

② 实证

临床表现：大便秘结，艰涩难下，腹胀而痛，伴头痛恶心，小便黄赤，苔黄脉实。

加食指按压肝、三焦反射区各 1～2 分钟。

❀ **慢性肝炎**（图 4-33 至图 4-43）

慢性肝炎是指由病毒感染等原因引起，病程持续 6 个月以上的肝脏慢性炎症性病变，是覆盖面广，治疗难度大、危害人民健康的疾病。慢性肝炎的病原学以感染乙、丙、丁型肝炎病毒为主。导致急性肝炎演变成慢性肝炎的原因很多，例如失治、误治、过劳、饮酒等，但机体免疫功能失调是主要原因。肝炎病毒进入人体，引起免疫应答，造成肝脏损害，出现临床症状及肝功能异常。垂

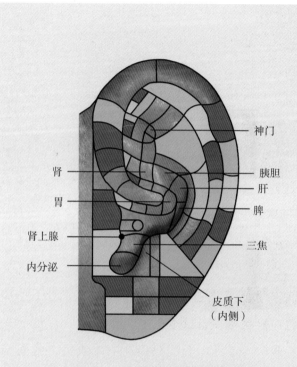

神门

胰胆

肝

脾

肾

胃

三焦

肾上腺

内分泌

皮质下
（内侧）

▲ 图 4-33　慢性肝炎常用耳部反射区

第4章

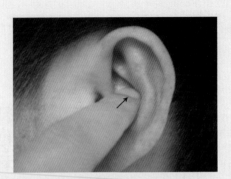

▲ 图 4-34 食指按压肝反射区 1～2 分钟

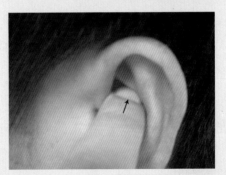

▲ 图 4-35 食指按压胆反射区 1～2 分钟

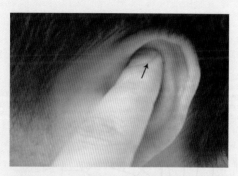

▲ 图 4-36　食指按压神门反射区 1～2 分钟

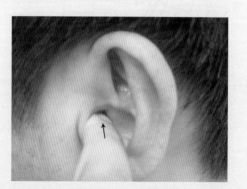

▲ 图 4-37　食指按压三焦反射区 1～2 分钟

第4章

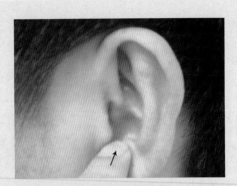

▲ 图 4-38　拇指按压皮质下 1~2 分钟

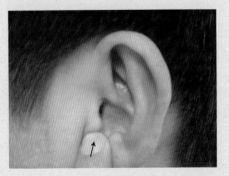

▲ 图 4-39　拇指按压内分泌 1~2 分钟

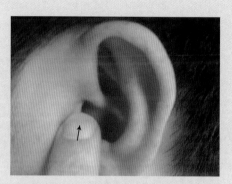

▲ 图 4-40　拇指按压肾上腺 1～2 分钟

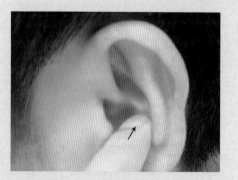

▲ 图 4-41　食指按压脾反射区

第
4
章

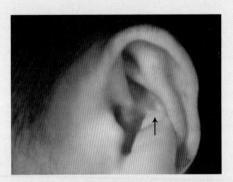

▲ 图 4-42　食指按压胃反射区

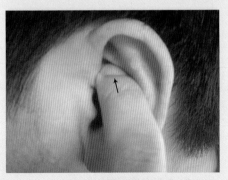

▲ 图 4-43　食指按压肾反射区

直传播的乙型肝炎，特别是 HBeAg 阳性，病理诊断全部为慢性肝炎或者肝硬化，几乎无急性肝炎。有的肝硬化发展很快，2 岁幼儿肝活检则为肝硬化。

【操作】 按摩肝、胆、神门、三焦、皮质下、内分泌、肾上腺，寒湿困脾加脾、胃、肾反射区。

【加减】

寒湿困脾

临床表现：脘腹痞满，黄疸晦暗，四肢倦怠，食少便溏，舌淡苔白腻，脉沉迟无力。

加食指按压脾、胃、肾反射区。

❀ **急性胆囊炎**（图 4-44 至图 4-50）

胆囊炎有急、慢性之分。急性胆囊炎是由细菌感染或浓缩的胆汁、流入胆囊的胰液的化学刺激所引起的胆囊炎症性疾病。其临床特征为右上腹持续性疼痛和压痛，可向右肩部放射，伴有发热、恶心、呕吐、轻度黄疸、血白细胞增多及核左移等。本病女性比男性多2～3倍，尤其多见于中年、肥胖者，90%以上的患者伴有胆石症。

【操作】按摩肝、胆、十二指肠、交感、神门、皮质下。

❀ 感冒（图4-51 至图4-59）

感冒又称伤风，是由病毒或细菌引起的急性上呼吸道炎症。一年四季均可发病，但以春冬季及气候骤变时多发。临床表现主要为恶寒（恶风）、发热（体温一般不超过39℃）、鼻塞、流涕、喷嚏、声重、头痛、咽痛、咳嗽、全身酸痛、乏力、食欲减退等。如在一个时期内广泛流行，症状多类似，称为时行感冒。

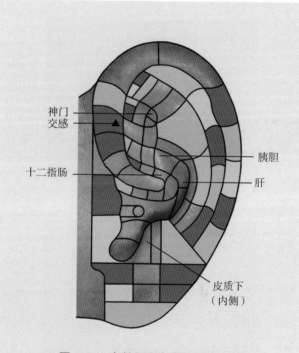

神门
交感
胰胆
十二指肠
肝
皮质下
（内侧）

▲ 图 4-44 急性胆囊炎常用耳部反射区

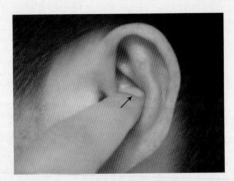

▲ 图 4-45 食指按压肝反射区 1～2 分钟

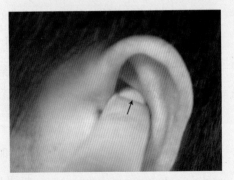

▲ 图 4-46 食指按压胆反射区 1～2 分钟

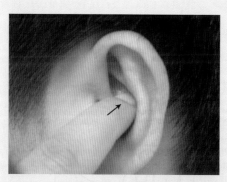

▲ 图 4-47　食指按压十二指肠反射区 1～2 分钟

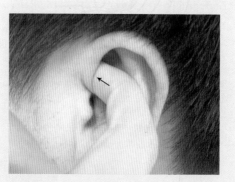

▲ 图 4-48　食指按压交感 1～2 分钟

第4章

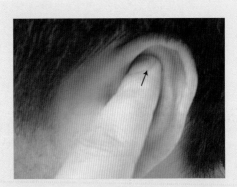

▲ 图 4-49　食指按压神门 1～2 分钟

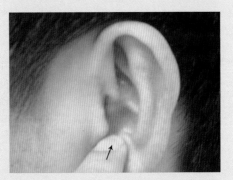

▲ 图 4-50　拇指按压皮质下 1～2 分钟

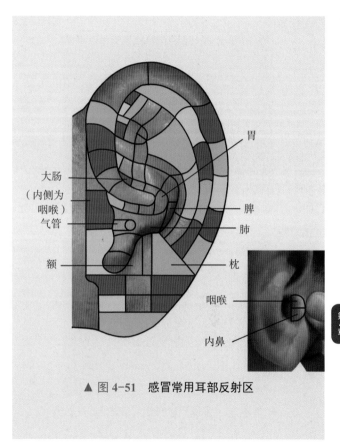

胃

大肠
（内侧为
咽喉）

气管

额

脾

肺

枕

咽喉

内鼻

▲ 图 4-51　感冒常用耳部反射区

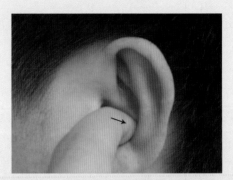

▲ 图 4-52　食指按压肺反射区 1～2 分钟

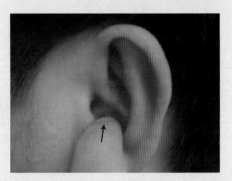

▲ 图 4-53　食指按压气管反射区 1～2 分钟

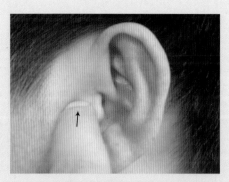

▲ 图 4-54　食指按压咽喉、内鼻反射区 1～2 分钟

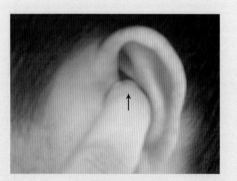

▲ 图 4-55　食指按压大肠反射区 1～2 分钟

第4章

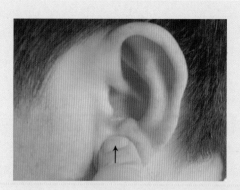

▲ 图 4-56　拇指按压额反射区 1～2 分钟

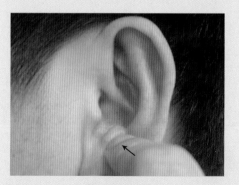

▲ 图 4-57　拇指按压枕反射区 1～2 分钟

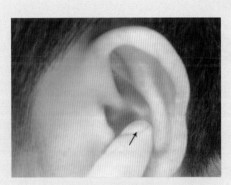

▲ 图 4-58 食指按压脾反射区

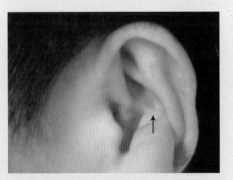

▲ 图 4-59 食指按压胃反射区

【操作】按摩肺、气管、咽喉、内鼻、大肠、额、枕。暑湿证可加脾、胃反射区。

【加减】

暑湿证

临床表现：身热，微恶风，汗少，鼻流浊涕，或口中黏腻，头重，胸闷，泛恶，苔腻，脉濡数。

加食指按压脾、胃反射区各1～2分钟。

❀ 支气管炎（图4-60至图4-69）

支气管炎有急、慢性之分。急性气管支气管炎是指病毒和细菌感染，物理和化学因子刺激或过敏反应等对气管、支气管黏膜所造成的急性炎症。急性支气管炎是气管和支气管黏膜的急性炎症，起病较急，常先有急性上呼吸道感染症状，如鼻塞、喷嚏、咽痛、畏寒发热、头痛、全身酸痛等，后则出现本病的典型症状咳嗽、咯痰，也可引

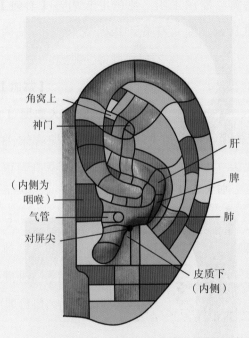

角窝上

神门

肝

脾

（内侧为
咽喉）

气管

肺

对屏尖

皮质下
（内侧）

▲ 图 4-60　支气管炎常用耳部反射区

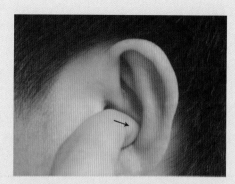

▲ 图 4-61　食指按压肺反射区 1～2 分钟

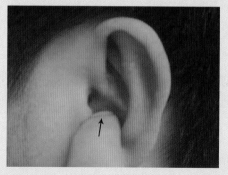

▲ 图 4-62　食指按压气管反射区 1～2 分钟

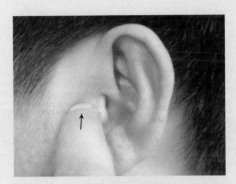

▲ 图 4-63　食指按压咽喉反射区 1～2 分钟

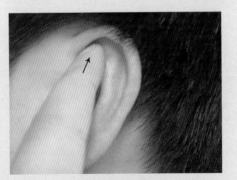

▲ 图 4-64　食指按压角窝上 1～2 分钟

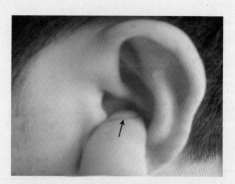

▲ 图 4-65　食指按压对屏尖 1～2 分钟

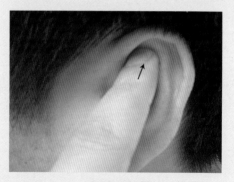

▲ 图 4-66　食指按压神门 1～2 分钟

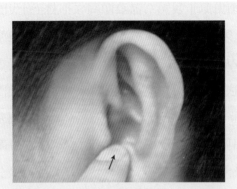

▲ 图 4-67 拇指按压皮质下 1～2 分钟

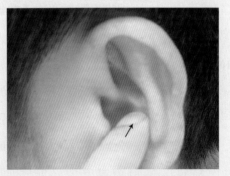

▲ 图 4-68 食指按压脾反射区

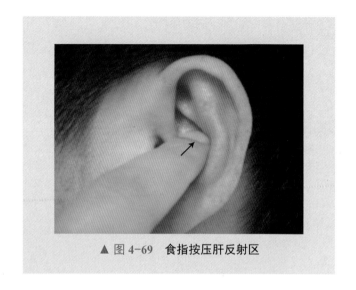

▲ 图 4-69　食指按压肝反射区

起哮喘和气急。慢性支气管炎是由于感染或非感染因素引起的气管、支气管黏膜及其周围组织的慢性非特异性炎性变化，黏液分泌增多。多发于中老年人，病程进展缓慢，临床上以长期咳嗽、咯痰或伴有喘息为主要特征，一般白天较轻，晨起及晚睡时因体位变化常有阵咳和排痰，并发急性感染后则症状加重。慢性支气管炎早期症状较轻，多在冬季发作，春暖后缓解，且病程缓慢，故不为人们注意。晚期并发阻塞性肺病时，肺功能遭受损害，预后不良。

【操作】按摩肺、气管、咽喉、角窝上、对屏尖、神门、皮质下。痰湿蕴肺可配脾反射区，肝火犯肺可配肝反射区。

【加减】

① 痰湿蕴肺

临床表现：咳嗽反复发作，咳声重浊，痰多，因痰而咳，痰出咳止，痰黏腻或稠厚成块，色白或带灰色，早晨或食后则咳甚痰多，进食甘甜油腻物后加重，胸闷脘痞，呕恶，食少，体倦，大便时溏，舌苔白腻，脉濡滑。

加食指按压脾反射区 1～2 分钟。

② 肝火犯肺

临床表现：上气咳逆阵作，咳时面赤，咽干，常感痰滞咽喉，咯之难出，量少质黏，或痰如絮条，胸胁胀气，咳时引痛，口干苦，症状可随情绪波动而变化，舌苔薄黄少津，脉弦数。

加食指按压肝反射区 1～2 分钟。

❀ 支气管哮喘（图 4-70 至图 4-81）

支气管哮喘简称哮喘，为常见的发作性、肺部过敏性疾病。本病发作一般有季节性。大多在支气管反应性增高的基础上由变应原或其他因素引起不同程度的弥漫性支气管痉挛，黏膜水肿，黏液分泌增多及黏膜纤毛功能障碍等变化。临床特点为发作性胸闷、咳嗽或典型的以呼气为主，伴有哮鸣音，呼吸困难，可服平喘药物缓解或自行缓解。

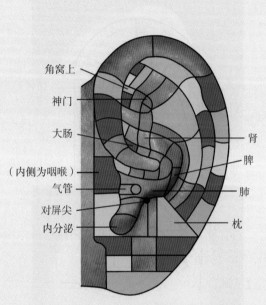

角窝上

神门

大肠

（内侧为咽喉）

气管

对屏尖

内分泌

肾

脾

肺

枕

▲ 图 4-70 支气管哮喘常用耳部反射区

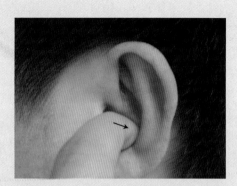

▲ 图 4-71　食指按压肺反射区 1～2 分钟

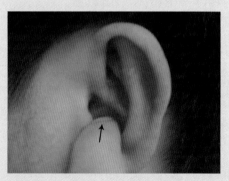

▲ 图 4-72　食指按压气管反射区 1～2 分钟

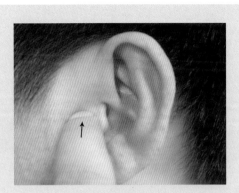

▲ 图 4-73 食指按压咽喉反射区 1～2 分钟

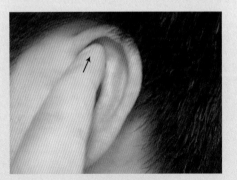

▲ 图 4-74 食指按压角窝上 1～2 分钟

第4章

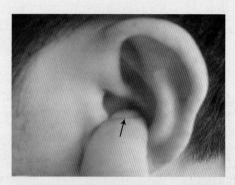

▲ 图 4-75　食指按压对屏尖 1～2 分钟

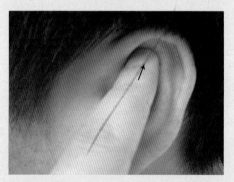

▲ 图 4-76　食指按压神门 1～2 分钟

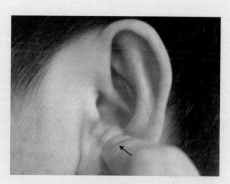

▲ 图 4-77　食指按压枕反射区 1～2 分钟

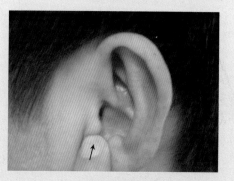

▲ 图 4-78　拇指按压内分泌 1～2 分钟

第 4 章

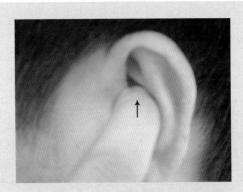

▲ 图 4-79　食指按压大肠反射区

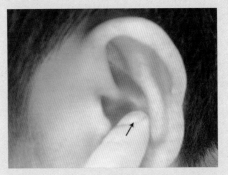

▲ 图 4-80　食指按压脾反射区

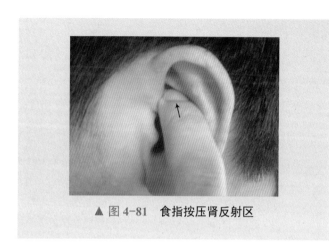

▲ 图 4-81　食指按压肾反射区

【操作】按摩肺、气管、咽喉、角窝上、对屏尖、神门、枕、内分泌反射区。热哮，加大肠反射区，虚哮加脾、肾反射区。

【加减】

① 热哮

临床表现：呼吸急促，气粗息涌，喉中痰鸣，胸高胁胀，咳呛阵作，痰黄黏稠，咳吐不利，口渴喜饮，口苦，不恶寒，舌质红，苔黄腻，脉滑数，或弦滑。

加食指按压大肠反射区1～2分钟。

② 冷哮

临床表现：呼吸急促，喉中痰鸣，胸痞满闷如塞，咳不甚，痰少咳吐不爽，面色晦暗，口不渴，喜热饮，天冷或受寒易发，舌苔白滑，脉弦紧，或浮紧。

③ 虚哮

临床表现：形体消瘦，体虚怯寒，气少无力，腰酸肢软，呼吸急促，喉中痰鸣，舌淡苔少，脉象虚弱。

加食指按压脾、肾反射区，各1～2分钟。

❀ **原发性高血压**（图4-82至图4-90）

原发性高血压病是指迄今尚未阐明原因的动

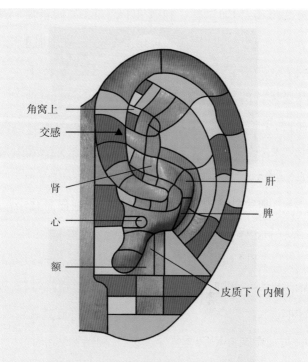

角窝上

交感

肾

心

额

肝

脾

皮质下（内侧）

▲ 图 4-82　原发性高血压常用耳部反射区

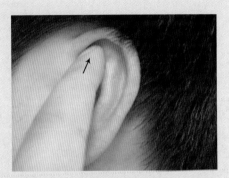

▲ 图 4-83　食指按压角窝上 1～2 分钟

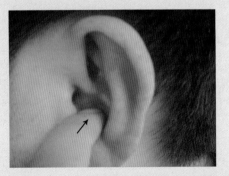

▲ 图 4-84　食指按压心反射区 1～2 分钟

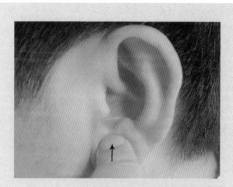

▲ 图 4-85　食指按压额反射区 1～2 分钟

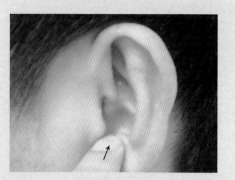

▲ 图 4-86　食指按压皮质下 1～2 分钟

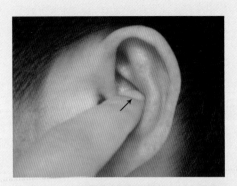

▲ 图 4-87 食指按压肝反射区 1～2 分钟

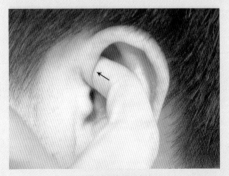

▲ 图 4-88 食指按压交感 1～2 分钟

脉血压升高。目前临床医学中有96%~99%的高血压病例具有血压升高、原因不明的特点，即原发性高血压病。而因服用药物（如甘草和甘珀酸、部分非固醇类抗风湿药、部分激素类避孕药等）导致血压升高、妊娠性高血压、患器质性疾病（肾脏疾病，如肾肿瘤、肾炎、肾衰竭或原发性醛固酮增多症、嗜铬细胞瘤）等能找到血压升高原因的高血压病称为继发性高血压病。原发性高血压病不仅在中国，在世界也是一种常见性疾病。

【操作】按摩角窝上、心、额、皮质下、肝、交感。痰浊中阻可配脾反射区，阴虚阳亢和阴阳两虚可配肾反射区。

【加减】

① 痰浊中阻

临床表现：头痛而重，胸膈痞闷，饮食不振，

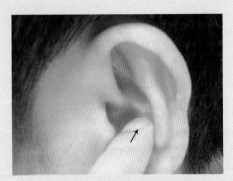

▲ 图 4-89　食指按压脾反射区

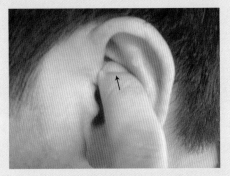

▲ 图 4-90　食指按压肾反射区

呕吐痰涎，肢体倦怠，苔白腻，脉弦滑。

加食指按压脾反射区 1～2 分钟。

② 阴虚阳亢

临床表现：头晕耳鸣，腰腿酸软，心烦热，心悸失眠，遗精，口干，舌红少苔，脉弦细数。

③ 阴阳两虚

临床表现：目眩，面色白，畏寒肢冷，四肢酸软，夜尿频多，或虚烦，盗汗，颧红，舌淡红，脉沉细。

加食指按压肾反射区 1～2 分钟。

❀ **冠心病**（图 4-91 至图 4-100）

冠状动脉粥样硬化性心脏病简称冠心病，是指冠状动脉粥样硬化导致的心肌缺血、缺氧而引起的心脏病。本病多发生在 40 岁以上的人，男性多于女性，以脑力劳动者为多。在欧美国家为最

第 4 章

常见的一种心脏病，我国近年来有增加的趋势。冠心病由于病变的部位、范围及程度不同，分为隐匿性冠心病、心绞痛、心肌梗死、缺血性心脏病、猝死。常见的有隐匿性冠心病、心绞痛、心肌梗死。

冠心病在中医为"胸痹""心痛""真心痛"等病的范畴。心痛指因外来寒邪侵袭、情志所伤，或内有所伤而致心系脉络瘀阻所引起的在两乳之中、鸠尾之间或虚里部位疼痛，甚则胸痛彻背，喘息不得卧为主要特点的病证。

【操作】按摩心、皮质下、神门、交感、胸、胸椎反射区。虚证加肾、肾上腺反射区；实证加肝反射区。

【加减】

① 虚证

临床表现：心前区隐痛。

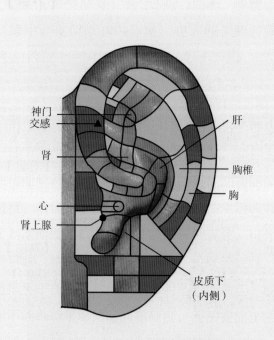

神门
交感
肾
心
肾上腺
肝
胸椎
胸
皮质下
（内侧）

▲ 图 4-91　冠心病常用耳部反射区

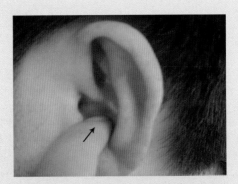

▲ 图 4-92　食指按压心反射区 1～2 分钟

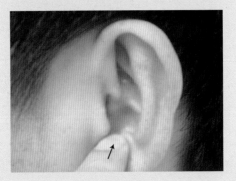

▲ 图 4-93　拇指按压皮质下 1～2 分钟

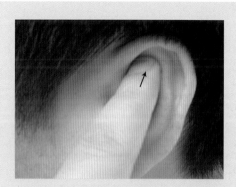

▲ 图 4-94 食指按压神门 1～2 分钟

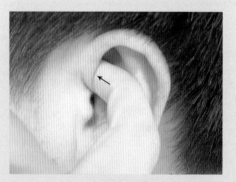

▲ 图 4-95 食指按压交感 1～2 分钟

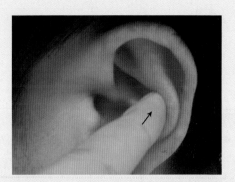

▲ 图 4-96　食指按压胸反射区 1～2 分钟

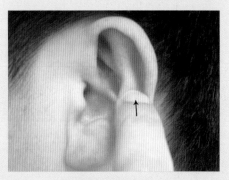

▲ 图 4-97　食指按压胸椎反射区 1～2 分钟

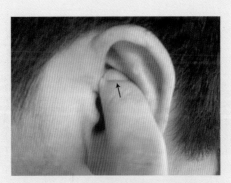

▲ 图 4-98 食指按压肾反射区

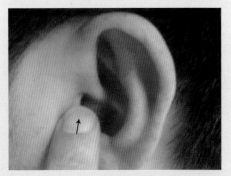

▲ 图 4-99 拇指按压肾上腺

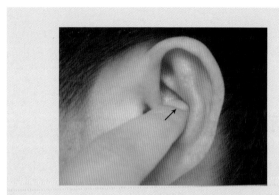

▲ 图 4-100　食指按压肝反射区

加食指按压肾、肾上腺反射区，各 1～2 分钟。

② 实证

临床表现：心胸闷痛。

加食指按压肝反射区 1～2 分钟。

❀ **头痛**（图 4-101 至图 4-113 ）

头痛是临床常见的症状，一般是指头的上半部，

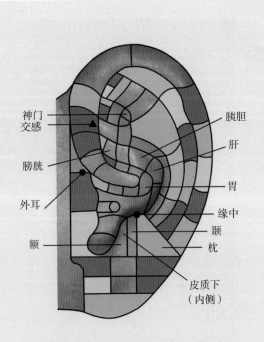

▲ 图 4-101 头痛常用耳部反射区

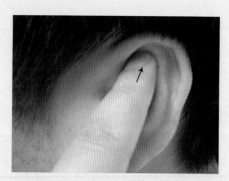

▲ 图 4-102　食指按压神门 1～2 分钟

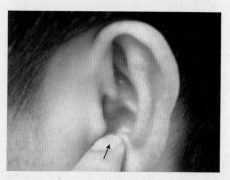

▲ 图 4-103　食指按压皮质下 1～2 分钟

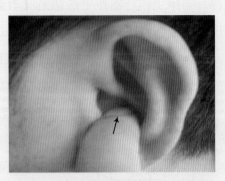

▲ 图 4-104　食指按压缘中 1～2 分钟

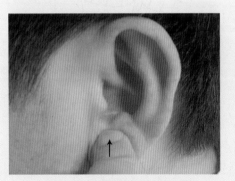

▲ 图 4-105　食指按压额反射区

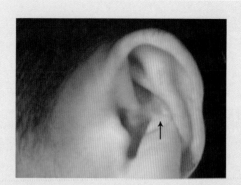

▲ 图 4-106　食指按压胃反射区

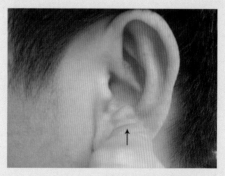

▲ 图 4-107　食指按压颞反射区

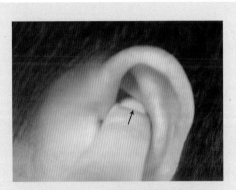

▲ 图 4-108　食指按压胆反射区

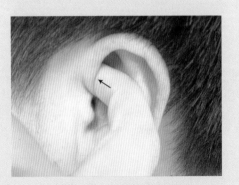

▲ 图 4-109　食指按压交感

第
4
章

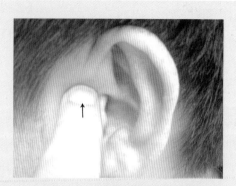

▲ 图 4-110 食指按压外耳反射区

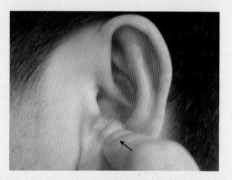

▲ 图 4-111 食指按压枕反射区

自眼眶以上至枕下之间的疼痛，可见于现代医学内、外、神经、精神、五官等各科疾病中。临床上，头痛多见于感染性或发热性疾病、高血压、颅内疾病、神经官能症、偏头痛等疾病。头痛严重者称为头风。

中医从病因病机的角度，将头痛辨证分型为风寒侵袭、痰浊闭阻、瘀血阻滞、肝阳上扰、血虚失养五类。从头痛部位分前头痛、偏头痛、后头痛、巅顶痛和全头痛。耳穴治疗可按部位进行。

【操作】按摩神门、皮质下、缘中反射区。前头痛配额、胃反射区；偏头痛配颞、胆、交感、外耳反射区；后头痛配枕、膀胱反射区；巅顶痛配肝反射区；全头痛则把前头痛、偏头痛、后头痛和头顶痛的反射区的穴位依次按压。

【加减】

①前头痛，加食指按压额、胃反射区 1～2 分钟。

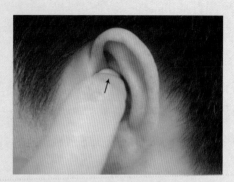

▲ 图 4-112　食指按压膀胱反射区

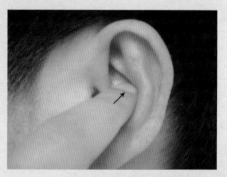

▲ 图 4-113　食指按压肝反射区

②偏头痛，加食指按压颞、胆、交感、外耳反射区，各 1～2 分钟。

③后头痛，加食指按压枕、膀胱反射区，各 1～2 分钟。

④巅顶痛，加食指按压肝反射区 1～2 分钟。

⑤全头痛，依次按压前头痛、偏头痛、后头痛和头顶痛的反射区的穴位。

❀ 神经衰弱（图 4-114 至图 4-123）

神经衰弱是一种常见的神经官能症，指由于精神忧虑或创伤，长期繁重的脑力劳动，以及睡眠不足等原因引起的精神活动能力减弱。临床表现为头晕脑胀，胸闷心慌，腹胀，关节痛；注意力不集中，记忆力减退；睡眠障碍，醒后难以入睡，彻夜不眠；心悸面红，胸闷气促等。具有上述症状而体检、化验无相应病理改变者，可诊断为神经衰弱。

第 4 章

【**操作**】按摩神门、交感、枕、皮质下等反射区。心肾不交可配心、肾反射区；心脾两虚可配心、脾反射区；肝郁化火可配肝反射区。

【**加减**】

① **心脾两虚**

临床表现：心悸健忘，失眠多梦，纳呆腹胀，大便稀薄，肢倦神疲，舌淡，脉细弱。

加食指按压心、脾反射区 1～2 分钟。

② **肝郁化火**

临床表现：急躁易怒，失眠易惊，头昏脑胀，尿黄便干，舌红，苔黄，脉弦数。

加食指按压肝、胆反射区 1～2 分钟。

③ **心肾不交**

临床表现：烦躁失眠，腰酸梦遗，头晕耳鸣，舌红，脉细数。

加食指按压心、肾反射区 1～2 分钟。

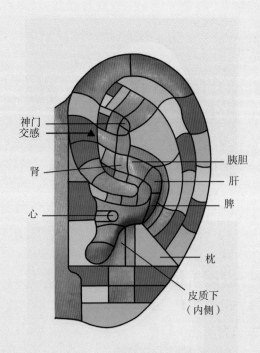

神门
交感

肾

心

胰胆

肝

脾

枕

皮质下
（内侧）

▲ 图 4-114　神经衰弱常用耳部反射区

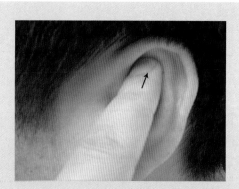

▲ 图 4-115　食指按压神门 1～2 分钟

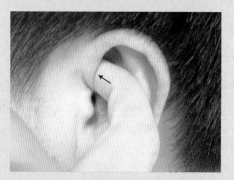

▲ 图 4-116　食指按压交感 1～2 分钟

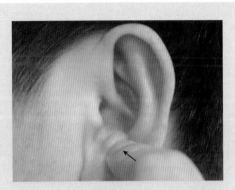

▲ 图 4-117　拇指按压枕反射区 1～2 分钟

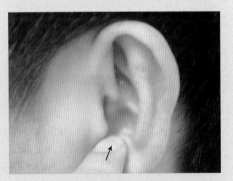

▲ 图 4-118　拇指按压皮质下 1～2 分钟

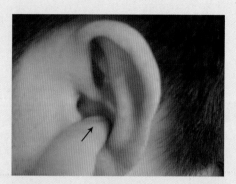

▲ 图 4-119　食指按压心反射区 **1～2** 分钟

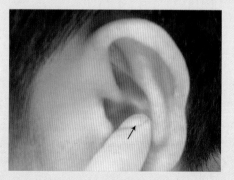

▲ 图 4-120　食指按压脾反射区

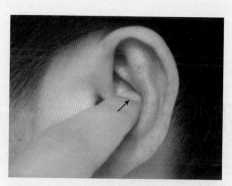

▲ 图 4-121　食指按压肝反射区

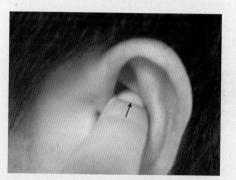

▲ 图 4-122　食指按压胆反射区

第4章

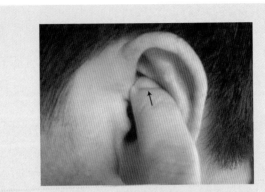

▲图 4-123　食指按压肾反射区

❀ **慢性肾炎**（图 4-124 至图 4-136）

根据本病的临床表现，属于中医"水肿""虚劳""腰痛""血尿"等范畴。根据中医文献中的有关论述，慢性肾炎的病因可以归纳为素因、主因、诱因三大类。

（1）素因：本病的发生多由于外邪侵袭，内伤脾肾，但外因必须通过内因而起作用，因此脾肾虚

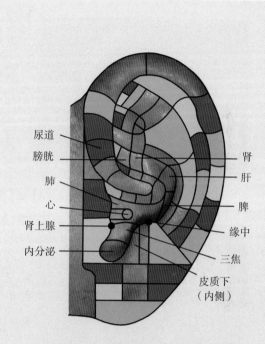

尿道
膀胱
肺
心
肾上腺
内分泌

肾
肝
脾
缘中
三焦
皮质下
（内侧）

▲ 图 4-124　慢性肾炎常用耳部反射区

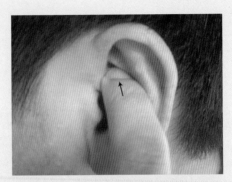

▲ 图 4-125　食指按压肾反射区 1～2 分钟

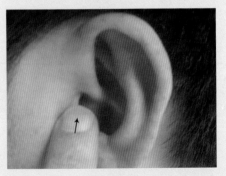

▲ 图 4-126　拇指按压肾上腺 1～2 分钟

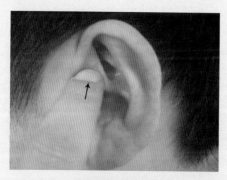

▲ 图 4-127　食指按压尿道反射区 1～2 分钟

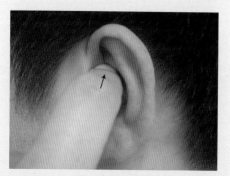

▲ 图 4-128　食指按压膀胱反射区 1～2 分钟

第4章

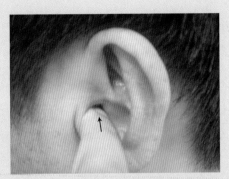

▲ 图 4-129　食指按压三焦反射区 1～2 分钟

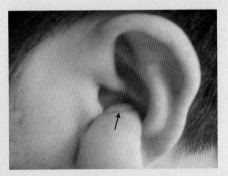

▲ 图 4-130　食指按压缘中反射区 1～2 分钟

损为本病的素因。《丹溪心法·水肿》云："夫人之所以得全其性命者，水与谷而已。水则肾主之，谷则脾主之，惟肾虚不能行水，惟脾虚不能制水，胃与脾合气，胃为水谷之海，又因虚不能传化焉。故肾水泛滥，反得以浸渍脾土，于是三焦停滞，经络壅塞，水渗于皮肤，注于肌肉而发肿矣。"由此可以看出，发生水肿的因素，主要是脾肾虚损。

（2）主因：《素问·气交变大论》说："岁水太过，寒气流行，邪害心火……甚则腹大胫肿。"说明了外界气候的寒冷、潮湿，可以引起身体沉重，腹大胫肿。在五行中湿属土，寒属水，外湿侵袭多能伤脾，寒水外受多致伤肾。另外，脾虚则易有湿邪为患，肾阳不足则可寒水泛滥，故《医宗必读·水肿胀满》说："虚人水肿者，土虚不能制水也，水虽制于脾，实统于肾，肾本水脏而元阳寓焉，命门火衰，既不能自制阴寒，又不能温养脾土，则阴

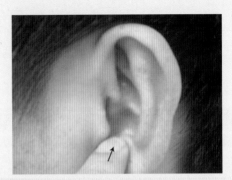

▲ 图 4-131　拇指按压皮质下 1～2 分钟

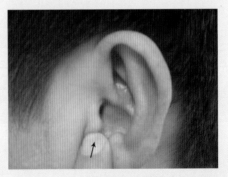

▲ 图 4-132　拇指按压内分泌 1～2 分钟

不从阳而精化为水，故水肿之证多属火衰也"。慢性肾炎急性发作也与风邪有关，如《内经》中提到的风水即是。故慢性肾炎的主因与风、寒、湿有关。

（3）诱因：《医宗必读·水肿胀满》说："凡诸实证，或六淫外客，或饮食内伤，阳邪急速，其至必暴，每成于数日之间；若是虚证，或情志多劳，或酒色过度，日积月累，其来有渐，每成于经月之后。"慢性肾炎一般多属阴水，故其诱因与酒色、饮食、劳累有关，慢性肾炎急性发作者，亦可属于阳水，当与外感客邪诱发有关。

慢性肾炎水肿的病机主要与肺、脾、肾三脏及三焦对水液代谢功能的失调有关。《景岳全书·肿胀》说："凡水肿等证，乃肺脾肾三脏相干之病，盖水为至阴，故其本在肾；水化于气，故其标在肺；水惟畏土，故其制在脾。"三焦为水液运行的道路，

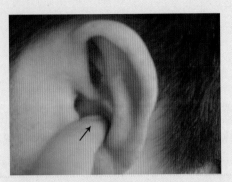

▲ 图 4-133　食指按压心反射区 1～2 分钟

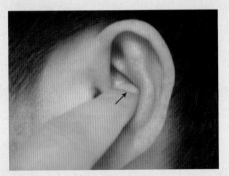

▲ 图 4-134　食指按压肝反射区 1～2 分钟

三焦气化的正常与否，直接与肺、脾、肾三脏的功能有关。另外肝主疏泄，肝气失于条达，亦可使三焦气机闭塞，决渎无权，而至水湿内停，因此间接也与肝的功能有关，同时在临床上还应注意气、血、水三者的关系。蛋白是人体的精微物质，由脾生化，又由肾封藏，因此蛋白尿的形成，实与脾肾两脏的虚损密切相关，脾肾气虚，即脾气下陷，肾气不固，另外，他脏功能失调或邪扰肾，亦可影响肾之封藏而致蛋白尿。肾性高血压以肝肾阴虚，肝阳上亢者居多，亦有气阴两虚肝阳上亢者。血尿的病因病机可以概括为热、虚、瘀三个方面，其中以阴虚内热为最常见，或血热妄行、气不摄血、血不归经而出血。慢性肾炎经久不愈，脾气进一步虚损时，运化失职，生化无权，必逐渐发生贫血；肾藏精，精血同源，由于肾气失固，精微不断下泄，逐渐产生贫血，故贫血在一定程度上反映了脾肾亏损的情况。

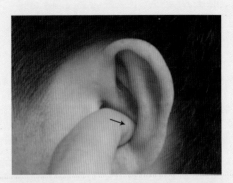

▲ 图 4-135　食指按压肺反射区 1～2 分钟

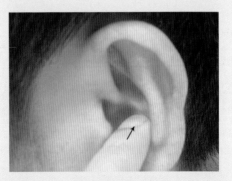

▲ 图 4-136　食指按压脾反射区 1～2 分钟

【操作】按摩肾、肾上腺、尿道、膀胱、三焦、缘中、皮质下、内分泌、心、肝、肺、脾反射区。

❀ **男性性功能障碍**（图 4-137 至图 4-147）

男性性功能障碍又称性神经衰弱。男子性功能某一环节发生障碍而影响性功能完善时，即称为男性性功能障碍。临床上最为常见的男性性功能障碍是遗精、阳痿和早泄。遗精是指不因性生活或其他直接刺激而发生精液自发排泄的一种现象，可伴有头晕目眩、精神萎靡、腰酸腿软、失眠等症状。阳痿是指男子在有性欲的状态下阴茎不能勃起，或虽勃起不能维持足够的时间和硬度，无法完成正常的性生活。早泄一般指性交过程中过早射精的现象。

【辨证】

临床常见两种证型。

第4章

131

① 阴虚火旺

临床表现：遗精早泄，失眠多梦，头晕目眩，小便短黄，舌红少苔，脉细数。

证候分析：阴虚生内热，虚火内动，火扰精室，故遗精早泄；心火内动，神不守舍，故失眠多梦；精不养神以上奉于脑，故头晕目眩；心火下移小肠，故小便短黄；舌红少苔，脉细数均为阴虚火旺之症。

治则：滋阴清热。

② 心脾两虚

临床表现：阳痿早泄，头晕失眠，神疲肢倦，纳呆腹胀，舌淡苔白，脉细弱。

证候分析：脾气虚，气不摄精，故阳痿早泄；心主藏神，思虑过度，则神不安定，故头晕失眠，神疲肢倦；脾弱运化失职，故纳呆腹胀；舌淡苔白，脉细弱均为心脾气血不足之象。

治则：调补心脾，益气摄精。

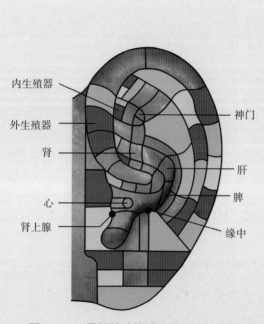

内生殖器

外生殖器

肾

心

肾上腺

神门

肝

脾

缘中

▲ 图 4-137　男性性功能障碍常用耳部反射区

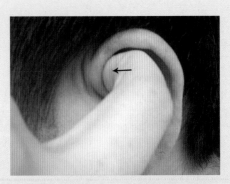

▲ 图 4-138　食指按压外生殖器反射区 1～2 分钟

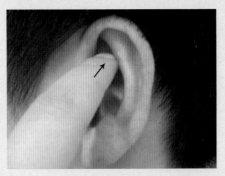

▲ 图 4-139　食指按压内生殖器反射区 1～2 分钟

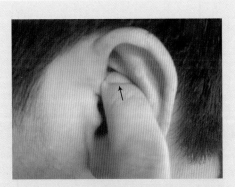

▲ 图 4-140　食指按压肾反射区 1～2 分钟

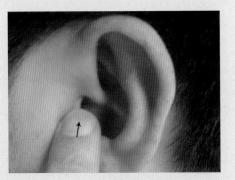

▲ 图 4-141　拇指按压肾上腺 1～2 分钟

第 4 章

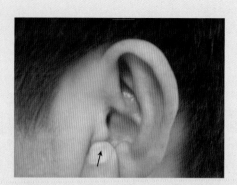

▲ 图 4-142　拇指按压内分泌 1～2 分钟

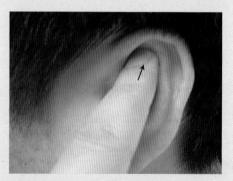

▲ 图 4-143　食指按压神门 1～2 分钟

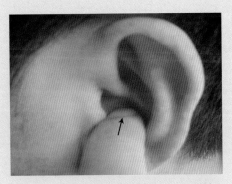

▲ 图 4-144　食指按压缘中 1～2 分钟

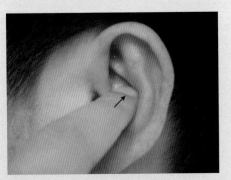

▲ 图 4-145　食指按压肝反射区 1～2 分钟

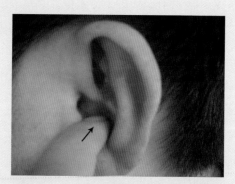

▲ 图 4-146　食指按压心反射区 1～2 分钟

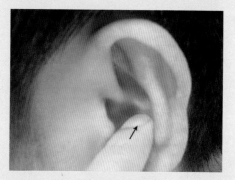

▲ 图 4-147　食指按压脾反射区 1～2 分钟

【操作】按摩外生殖器、内生殖器、肾、肾上腺、内分泌、神门、缘中反射区。阴虚火旺加肝反射区，心脾两虚加心、脾反射区。

【加减】

① 阴虚火旺

临床表现：遗精早泄，失眠多梦，头晕目眩，小便短黄，舌红少苔，脉细数。

加食指按压肝反射区。

② 心脾两虚

临床表现：阳痿早泄，头晕失眠，神疲肢倦，纳呆腹胀，舌淡苔白，脉细弱。

加食指按压心、脾反射区。

❀ 遗尿（图 4-148 至图 4-161）

遗尿俗称尿床、夜尿症，中医又称遗溺、遗溲，指年龄在 3 岁以上小儿或成人，在错误的时间、错误的地点不能控制排尿行为。本病多见于 10 周岁以下，偶可延及 12—18 岁。男孩多于女孩。

【操作】按摩肾、尿道、膀胱、三焦、肾上腺、神门、缘中、皮质下、内分泌、心反射区。脾肺气虚可配脾、肺反射区；肝经湿热可配肝反射区。

【加减】

① 脾肺气虚

临床表现：睡中遗尿，白天尿频，量少，疲劳后遗尿加重，神疲肢倦，舌淡苔白，脉细弱。

加食指按压肺、脾各反射区 1～2 分钟。

② 肝经湿热

临床表现：夜间遗尿，小便黄，量少，性情急躁，或夜间咬牙，苔薄黄，脉弦滑。

加食指按压肝反射区 1～2 分钟。

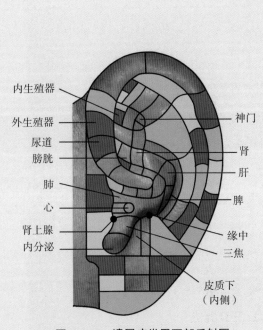

内生殖器
外生殖器
尿道
膀胱
肺
心
肾上腺
内分泌

神门
肾
肝
脾
缘中
三焦
皮质下
（内侧）

▲ 图 4-148　遗尿症常用耳部反射区

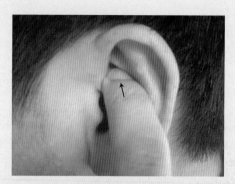

▲ 图 4-149　食指按压肾反射区 1～2 分钟

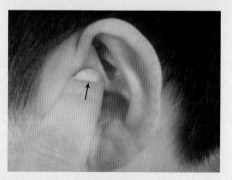

▲ 图 4-150　食指按压尿道反射区 1～2 分钟

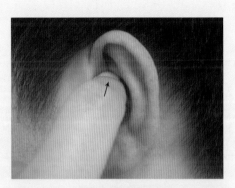

▲ 图 4-151　食指按压膀胱反射区 1～2 分钟

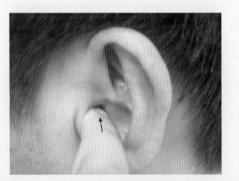

▲ 图 4-152　食指按压三焦反射区 1～2 分钟

第4章

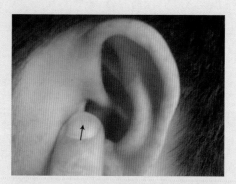

▲ 图 4-153　拇指按压肾上腺 1～2 分钟

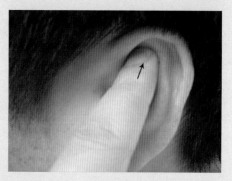

▲ 图 4-154　拇指按压神门 1～2 分钟

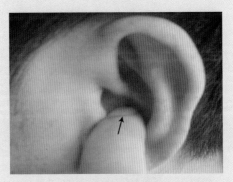

▲ 图 4-155　食指按压缘中 1～2 分钟

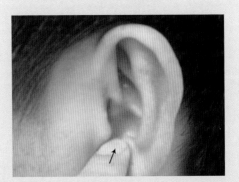

▲ 图 4-156　拇指按压皮质下 1～2 分钟

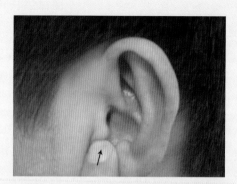

▲ 图 4-157 拇指按压内分泌 1～2 分钟

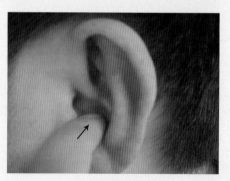

▲ 图 4-158 食指按压心反射区 1～2 分钟

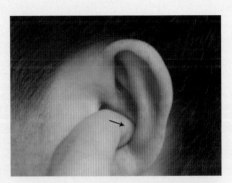

▲ 图 4-159　食指按压肺各反射区

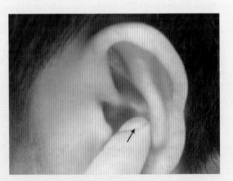

▲ 图 4-160　食指按压脾各反射区

第4章

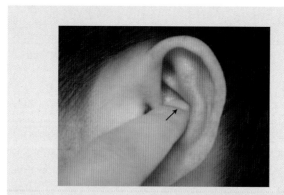

▲ 图 4-161　食指按压肝反射区

❀ **肩周炎**（图 4-162 至图 4-171）

肩关节周围炎简称肩周炎，俗称凝肩，是肩周肌、肌腱、滑囊及关节囊的慢性损伤性炎症。因肩关节内外粘连，以活动时疼痛、功能受限为其临床特点。

(1) 肩部原因：①软组织退行性变，对各种外力的承受能力减弱是基本因素。②长期过劳活动、

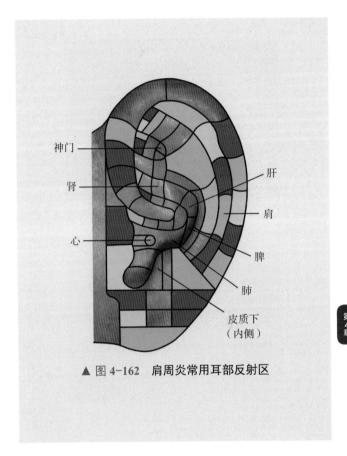

神门
肾
心
肝
肩
脾
肺
皮质下
（内侧）

▲ 图 4-162　肩周炎常用耳部反射区

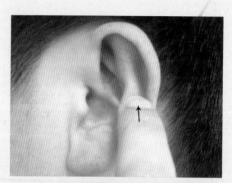

▲ 图 4-163　食指按压肩反射区 1～2 分钟

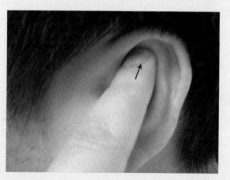

▲ 图 4-164　食指按压神门 1～2 分钟

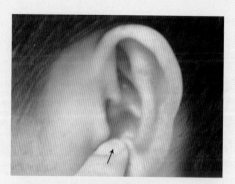

▲ 图 4-165　拇指按压皮质下 1～2 分钟

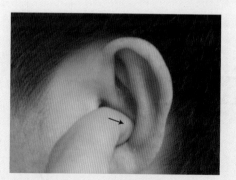

▲ 图 4-166　食指按压肺反射区

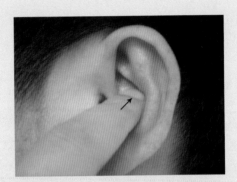

▲ 图 4-167 食指按压肝反射区

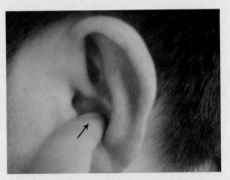

▲ 图 4-168 食指按压心反射区

姿势不良等产生的慢性致伤力是主要的激发因素。③上肢外伤后肩部固定过久，肩周组织继发萎缩、粘连。④肩部急性挫伤、牵拉伤后因治疗不当等。

(2) 肩外因素：颈椎病，心、肺、胆道疾病发生的肩部牵涉痛，因原发病长期不愈使肩部肌肉持续性痉挛、缺血而形成炎性病灶，转变为真正的肩周炎。

本病女性多于男性，左侧多于右侧，亦可两侧先后发病，多为中老年患病。临床表现为逐渐出现肩部的某处疼痛，与动作、姿势有明显的关系。随病程延长，疼痛范围扩大，并牵涉至上臂中段，同时伴肩关节活动受限。严重时患肢不能梳头、洗脸和扣腰带。初期尚能指出疼痛点，后期疼痛范围扩大，感觉疼痛来自肱骨，或伴有三角肌轻度萎缩，斜方肌痉挛。

【操作】按摩肩、神门、皮质下。外邪入侵可配肺反射区，气滞血瘀可配肝反射区；气血虚弱可配

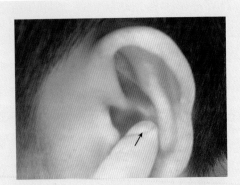

▲ 图 4-169　食指按压脾反射区

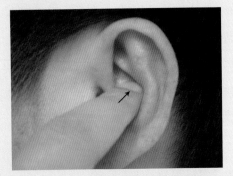

▲ 图 4-170　食指按压肝反射区

心、脾反射区。肝肾不足配肝、肾反射区。

【加减】

① 外邪入侵

临床表现：肩部窜痛，遇风寒则痛增，得温病缓，畏风恶寒，或肩部有沉重感，舌淡，苔薄白，脉弦滑或弦紧。

加食指按压肺反射区 1～2 分钟。

② 气滞血瘀

临床表现：肩部肿胀，疼痛拒按，以夜间为甚，舌黯或有瘀斑，苍白或黄，脉弦或细涩。

加食指按压肝反射区 1～2 分钟。

③ 气血虚弱

临床表现：肩部酸痛，劳累后疼痛加重，或伴头晕目眩、气短懒言，心悸失眠、四肢乏力，舌淡，苔少或白，脉细弱或沉。

加食指按压心、脾反射区各 1～2 分钟。

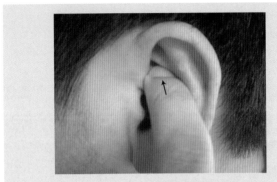

▲ 图 4-171　食指按压肾反射区

④ 肝肾不足

临床表现：肩关节活动时疼痛、功能受限，头晕耳鸣，伴视物模糊，腰膝酸软，颧红，盗汗，五心烦热，男子遗精，妇女月经不调，舌红无苔，脉细数。

加食指按压肝、肾反射区各 1～2 分钟。

❀ 坐骨神经痛（图 4-172 至图 4-182）

中医属于腰痛、痹证范畴。由于腰部闪挫、劳

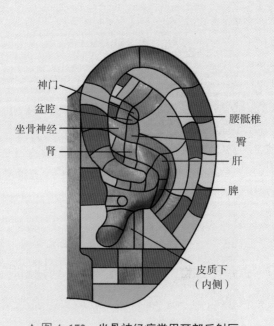

神门
盆腔
坐骨神经
肾

腰骶椎
臀
肝
脾

皮质下
（内侧）

▲ 图 4-172　坐骨神经痛常用耳部反射区

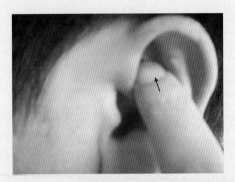

▲ 图 4-173　食指按压坐骨反射区 1～2 分钟

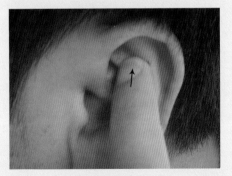

▲ 图 4-174　食指按压臀反射区 1～2 分钟

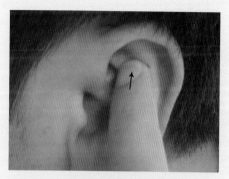

▲ 图 4-175　食指按压腰骶椎反射区 **1～2** 分钟

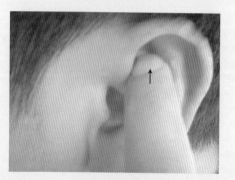

▲ 图 4-176　食指按压盆腔反射区 **1～2** 分钟

第4章

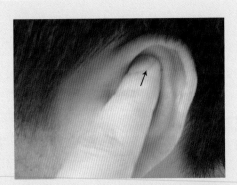

▲ 图 4-177　食指按压神门 1～2 分钟

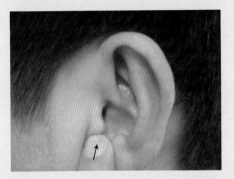

▲ 图 4-178　拇指按压内分泌 1～2 分钟

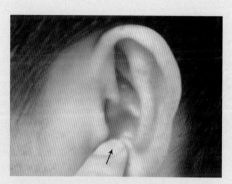

▲ 图 4-179　拇指按压皮质下 1～2 分钟

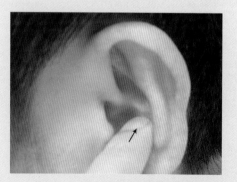

▲ 图 4-180　食指按压脾反射区

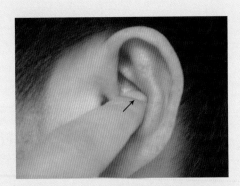

▲ 图 4-181　食指按压肝反射区

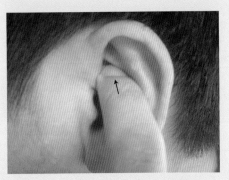

▲ 图 4-182　食指按压肾反射区

损、寒湿侵袭等，痹阻经气，导致腰痛，牵引一侧下肢后外窜痛麻木，咳嗽痛重，活动受限的肢体痹证，中医病名为偏痹，常见于坐骨神经痛。本病多发于中年男性。患者多有腰部外伤史或长时间负重，腰臀部受寒湿侵袭而发。病位在腰腿，与外伤、寒湿之邪外袭密切相关，久病化热，伤及肝肾之阴。

【操作】按摩坐骨神经、臀、腰骶椎、盆腔、神门、内分泌、皮质下。寒湿犯腰可配脾反射区，肝肾亏虚可配肝、肾反射区。

【加减】

① 寒湿犯腰

临床表现：腰部窜痛连及下肢，肢体沉重，遇寒加重，得温痛减，形寒肢冷，舌淡胖苔白，脉濡缓。

加食指按压脾反射区 1～2 分钟。

② 肝肾亏虚

临床表现：腰部连及下肢后外侧，腰膝酸软，头晕耳鸣，软弱无力，劳累更甚，脉弱。

加食指按压肝、肾反射区各 1～2 分钟。

❀ 慢性盆腔炎（图 4-183 至图 4-191）

慢性盆腔炎是指女性内生殖器及其周围结缔组织、盆腔腹膜的慢性炎症。其主要临床表现为月经紊乱、白带增多、腰腹疼痛及不孕等，若已形成慢性附件炎，则可触及肿块。本病归属于中医学的"癥瘕""痛经""月经不调""带下"等病证范畴，其病因病机为情志不畅，劳倦内伤及外感邪毒而致气滞血瘀，湿热壅积。

【操作】按摩盆腔、腰骶椎、内分泌、皮质下、神门反射区。瘀血内阻配肝反射区，寒湿凝滞配脾反射区，正虚邪恋配肾反射区。

【加减】

① 瘀血内阻

临床表现：少腹疼痛，固定不移，痛引腰骶，

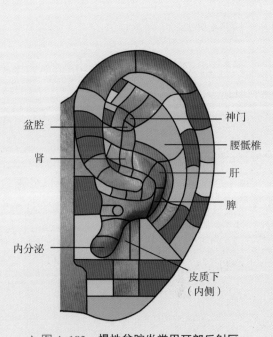

盆腔

肾

内分泌

神门

腰骶椎

肝

脾

皮质下
（内侧）

▲ 图 4-183　慢性盆腔炎常用耳部反射区

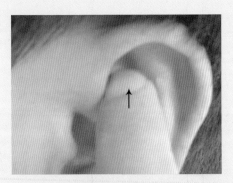

▲ 图 4-184　食指按压盆腔反射区 1～2 分钟

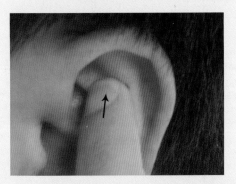

▲ 图 4-185　食指按压腰骶椎反射区 1～2 分钟

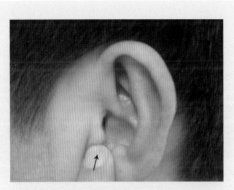

▲ 图 4-186　拇指按压内分泌 1～2 分钟

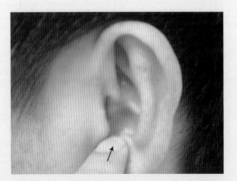

▲ 图 4-187　拇指按压皮质下 1～2 分钟

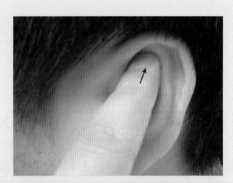

▲ 图 4-188　食指按压神门 1～2 分钟

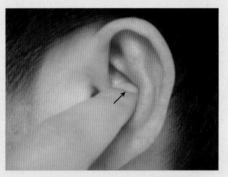

▲ 图 4-189　食指按压肝反射区

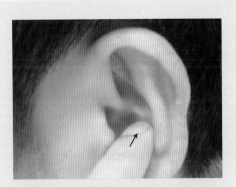

▲ 图 4-190　食指按压脾反射区

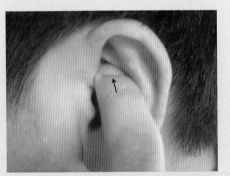

▲ 图 4-191　食指按压肾反射区

经行腹痛加重，带下赤白相兼，面色晦暗，舌暗红有瘀点，脉沉涩。

加食指按压肝反射区 1～2 分钟。

② 寒湿凝滞

临床表现：小腹冷痛，得热痛减，带下清稀量多，苔白腻，脉沉迟。

加食指按压脾反射区 1～2 分钟。

③ 正虚邪恋

临床表现：小腹坠胀，劳累及经期加重，带下清稀量多，头晕目眩，心慌气短，神疲倦怠，舌淡苔白，脉细弱。

加食指按压肾反射区 1～2 分钟。

❀ 月经不调（图 4-192 至图 4-201）

月经不调是指月经的期、量、色、质的改变，并伴有其他症状。本病包括月经先期(周期提前 1～2

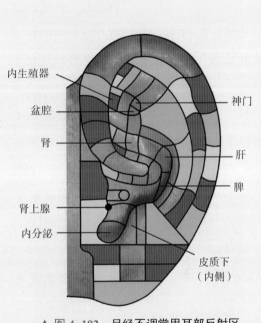

内生殖器

盆腔

肾

肾上腺

内分泌

神门

肝

脾

皮质下
（内侧）

▲ 图 4-192　月经不调常用耳部反射区

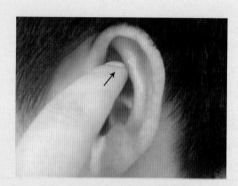

▲ 图 4-193　食指按压内生殖器反射区 1～2 分钟

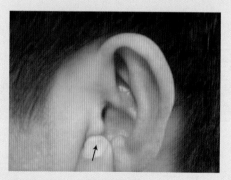

▲ 图 4-194　拇指按压内分泌 1～2 分钟

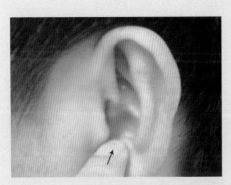

▲ 图 4-195　拇指按压皮质下 1～2 分钟

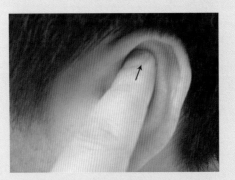

▲ 图 4-196　食指按压神门 1～2 分钟

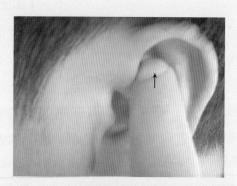

▲ 图 4-197 食指按压盆腔反射区 1~2 分钟

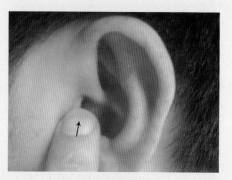

▲ 图 4-198 拇指按压肾上腺 1~2 分钟

周者）、月经后期（周期延后 7 天以上，甚至延后 3～5 个月一行者）、月经先后无定期（周期或前或后 1～2 周者）、月经过多（经量明显多于既往者）、月经过少（经量明显少于既往，甚至点滴即净者，或经期不足 2 天）、经期延长（经期超过 7 天以上，甚至淋漓半月方净者）及月经色质的改变。主要表现为经期不定，经量或多或少，淋漓不尽，心烦易怒，夜寐不安，小腹胀痛，大便时秘时溏。

【操作】按摩内生殖器、内分泌、皮质下、神门、盆腔、肾上腺反射区，月经先期和先后不定期，加配肝反射区，月经后期，加脾、肾反射区。

【加减】

① 月经先期

临床表现：月经先期而至，量多色红，烦热面赤，心烦易怒，舌红苔黄，脉细数或弦细。

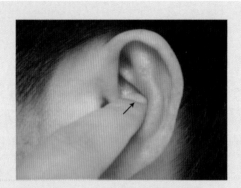

▲ 图 4-199　食指按压肝反射区

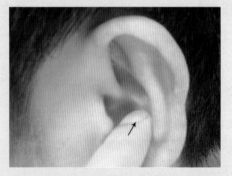

▲ 图 4-200　食指按压脾反射区

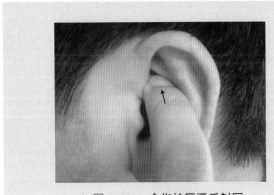

▲ 图 4-201　食指按压肾反射区

② 月经先后不定期

临床表现：月经先后不定期，经量多少不一，肝郁者伴胸胁胀痛，少腹胀痛，经色暗红，脉弦涩；肾虚者伴腰膝酸软，经量多少不一，色淡，脉弱。

加食指按压肝反射区 1～2 分钟。

③ 月经后期

临床表现：月经延期而至，量少色淡，面色苍白，畏寒怕冷，舌淡，苔白，脉濡缓或迟。

加食指按压脾、肾反射区各 1～2 分钟。

❀ 痛经（图 4-202 至图 4-213）

痛经是指妇女在月经期间或行经前后，出现下腹部及腰部疼痛，甚则剧痛难忍，随着月经周期持续发作的病证。痛经有原发性和继发性之分。原发性痛经又叫功能性痛经，多见于未婚妇女，一般于来潮前数小时开始疼痛，月经开始时疼痛加重，历经数小时，有时可达数天。疼痛呈阵发性下腹部和腰骶部绞痛。继发性痛经多见于已婚妇女，具有原发痛经的症状且伴有原发性疾病（如盆腔子宫内膜异位症、子宫腺肌病、慢性盆腔炎、妇科肿瘤等）的病史及症状。功能性痛经容易痊愈，而器质性病

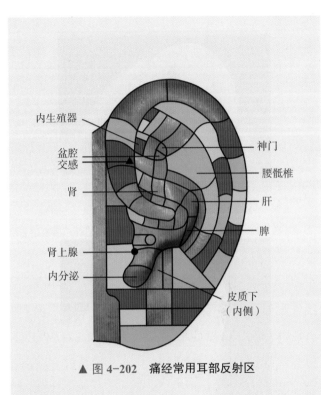

▲ 图 4-202　痛经常用耳部反射区

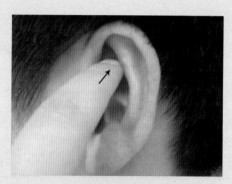

▲ 图 4-203　食指按压内生殖器反射区 1～2 分钟

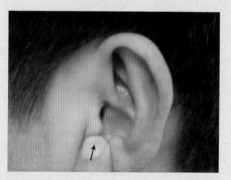

▲ 图 4-204　拇指按压内分泌 1～2 分钟

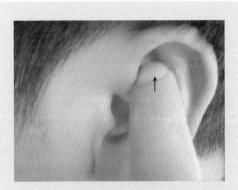

▲ 图 4-205　食指按压盆腔反射区 1～2 分钟

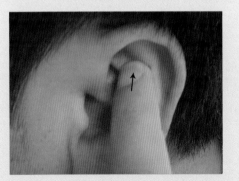

▲ 图 4-206　食指按压腰骶椎反射区 1～2 分钟

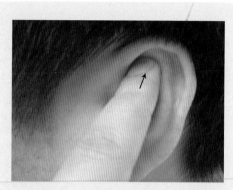

▲ 图 4-207　食指按压神门 1～2 分钟

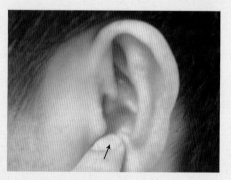

▲ 图 4-208　拇指按压皮质下 1～2 分钟

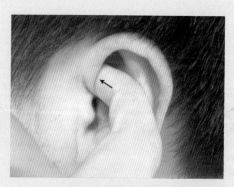

▲ 图 4-209　食指按压交感 1～2 分钟

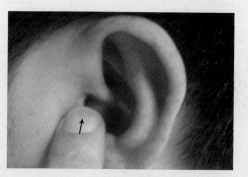

▲ 图 4-210　拇指按压肾上腺 1～2 分钟

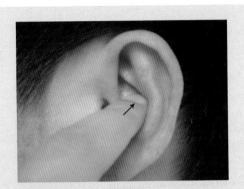

▲ 图 4-211　食指按压肝反射区

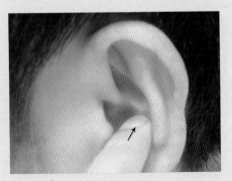

▲ 图 4-212　食指按压脾反射区

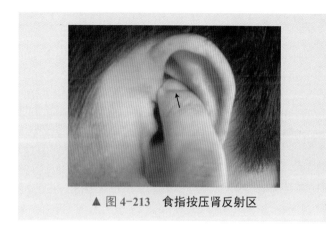

▲ 图 4-213　食指按压肾反射区

变导致的痛经病程较长，缠绵难愈。

【操作】按摩内生殖器、内分泌、盆腔、腰骶椎、神门、皮质下、交感、肾上腺反射区，气滞血瘀配肝反射区，气血两虚配脾反射区，寒湿凝滞配肾反射区。

【加减】

① 气滞血瘀

临床表现：经前或经期小腹胀痛，行经量少，

第 4 章

185

经色紫暗有血块，块下痛减，胸胁乳房作胀，舌质紫暗，脉涩。

加食指按压肝反射区 1～2 分钟。

② 气血两虚

临床表现：经期或经后小腹疼痛，隐痛喜按，月经量少色淡，面色苍白无华，神疲倦怠，心悸失眠，苔薄白，脉细弱。

加食指按压脾反射区 1～2 分钟。

③ 寒湿凝滞

临床表现：经前或经行小腹冷痛，得温痛减，月经延后，量少不畅，苔白腻，脉沉迟。

加食指按压肾反射区 1～2 分钟。

❀ 功能性子宫出血（图 4-214 至图 4-224）

功能性子宫出血，简称功血，是一种常见的妇科疾病，是指异常的子宫出血，经诊查后未发现

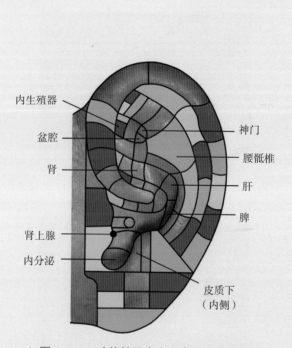

▲ 图 4-214　功能性子宫出血常用耳部反射区

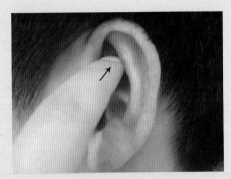

▲ 图 4-215　食指按压内生殖器反射区 1～2 分钟

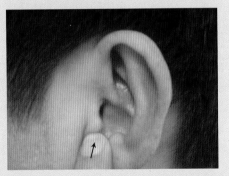

▲ 图 4-216　拇指按压内分泌 1～2 分钟

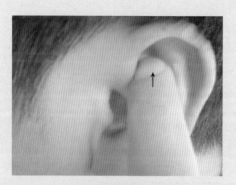

▲ 图 4-217　食指按压盆腔反射区 1～2 分钟

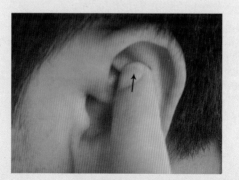

▲ 图 4-218　食指按压腰骶椎反射区 1～2 分钟

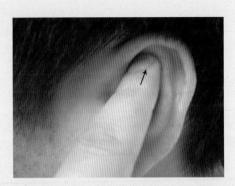

▲ 图 4-219 食指按压神门 1～2 分钟

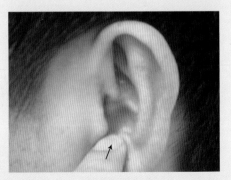

▲ 图 4-220 拇指按压皮质下 1～2 分钟

有全身及生殖器官器质性病变，而是由于神经内分泌系统功能失调所致。临床表现为月经周期不规律、经量过多、经期延长或不规则出血。本病归属于中医学的"崩漏"病证范畴，其主要病机为冲任损伤，不能制约经血，经血非时妄行。排卵型功能性子宫出血不属此范畴。主要表现为月经周期紊乱，出血时间延长，经量增多，甚至大量出血或淋漓不止，兼见面红口干，心中烦躁，精神疲倦，头晕目眩等。

【操作】按摩内生殖器、内分泌、盆腔、腰骶椎、神门、皮质下、肾上腺反射区，气不摄血配脾反射区，肾气亏虚配肾反射区，瘀滞胞宫配肝反射区。

【加减】

① 气不摄血

临床表现：经血量多，或淋漓不净，色淡质稀，神疲懒言，面色萎黄，动则气促，头晕心悸，

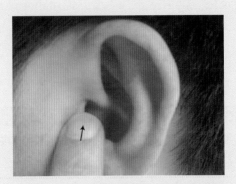

▲ 图 4-221　拇指按压肾上腺 1～2 分钟

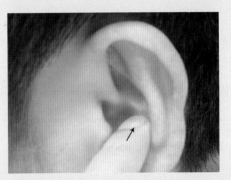

▲ 图 4-222　食指按压脾反射区

纳呆便溏，舌淡或有齿痕，苔薄少，脉细弱或芤而无力。

加食指按压脾反射区 1～2 分钟。

② 肾气亏虚

临床表现：肾阳虚：经血量多，或淋漓不净，色淡质稀，精神不振，面色晦暗，肢冷畏寒，腰膝酸软，小便清长，舌淡胖，苔薄润，脉沉细无力。肾阴虚：经血时少时多，色鲜红，头晕耳鸣，五心烦热，夜寐不安，舌红或有裂纹，苔少或无苔，脉细数。

加食指按压肾反射区 1～2 分钟。

③ 瘀滞胞宫

临床表现：经血淋漓不绝，或骤然暴下，色暗，夹有瘀块，小腹疼痛，块下痛减，舌紫暗或有瘀斑，苔薄白，脉沉涩或弦紧。

加食指按压肝反射区 1～2 分钟。

第4章

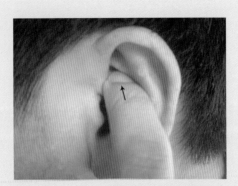

▲ 图 4-223 食指按压肾反射区

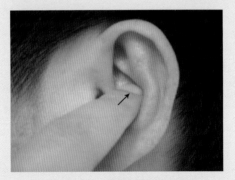

▲ 图 4-224 食指按压肝反射区

❀ **闭经**（图 4-225 至图 4-237）

闭经是妇科疾病中常见的一种症状，通常分为原发性和继发性两类。前者系指年满 18 岁或第二性征发育成熟 2 年以上尚未初朝者，后者则指以往曾建立正常月经，但后因病理性原因而停经 3 个月以上者。根据发生原因，闭经又分为生理性和病理性，青春期前、妊娠期、哺乳期以及绝经期后的月经不来潮均属生理现象，不作病论。病理性闭经中，因先天发育异常如先天性无阴道及处女膜闭索等，则非拔罐疗法所宜。闭经较常见的原因有：①生殖器局部病变和异常，如子宫、输卵管的病变，过分的刮宫，X 线照射后；②内分泌功能失调，如甲状腺、脑垂体、下丘脑、肾上腺皮质等功能障碍；③长期服用某些药物如吩噻嗪及其衍生物（氯丙嗪、奋乃静）、利血平、甾体类避孕药；④精神神经因素，如严重的精神刺激、生活的改变及剧烈运动；⑤一般慢性疾病，如结核、疟疾、慢性肾炎、贫血等。

【操作】按摩内生殖器、内分泌、盆腔、腰骶椎、神门、皮质下、肾上腺、肾反射区。虚证加肺、脾反射区，实证加心、肝反射区。

【加减】

虚证包括肾阴不足、肾阳不足、气血两亏3个证型。

① 肾阴不足

临床表现：月经初潮较晚，量少色淡红，渐至经闭，形体消瘦，舌红少苔，脉细数。

② 肾阳不足

临床表现：月经闭止，腰膝冷痛、畏寒肢冷、夜尿频多，舌淡苔白，脉沉细。

③ 气血两亏

临床表现：月经后期，量少色淡，渐至闭经，

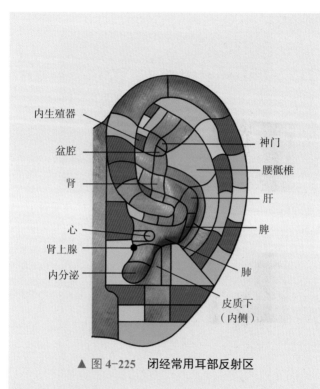

内生殖器

盆腔

肾

心

肾上腺

内分泌

神门

腰骶椎

肝

脾

肺

皮质下
（内侧）

▲ 图 4-225　闭经常用耳部反射区

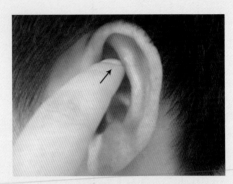

▲ 图 4-226 食指按压内生殖器反射区 1～2 分钟

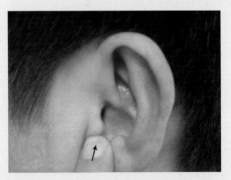

▲ 图 4-227 拇指按压内分泌 1～2 分钟

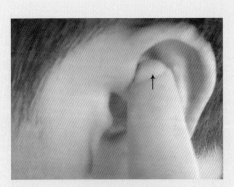

▲ 图 4-228　食指按压盆腔反射区 1～2 分钟

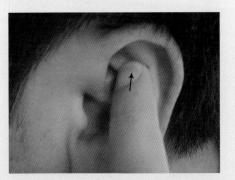

▲ 图 4-229　食指按压腰骶椎反射区 1～2 分钟

第 4 章

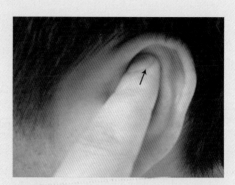

▲ 图 4-230　食指按压神门 1～2 分钟

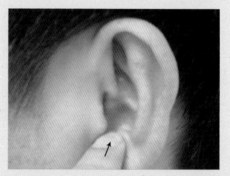

▲ 图 4-231　拇指按压皮质下 1～2 分钟

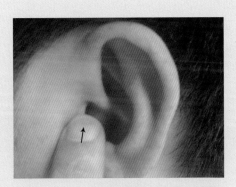

▲ 图 4-232　拇指按压肾上腺 1～2 分钟

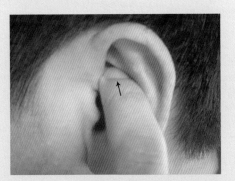

▲ 图 4-233　食指按压肾反射区 1～2 分钟

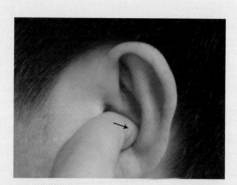

▲ 图 4-234　食指按压肺反射区

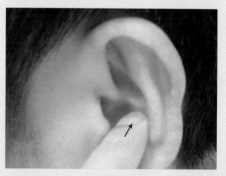

▲ 图 4-235　食指按压脾反射区

面色无华，心悸怔忡，神疲气短，唇甲色淡，舌淡红，苔白薄少，脉细弱。

加食指按压肺、脾反射区各 1～2 分钟。

实证包括气滞血瘀、寒凝胞宫、痰湿阻滞 3 个证型。

① 气滞血瘀

临床表现：月经闭止，胸胁胀痛，小腹胀痛拒按，舌质暗红有瘀点，脉细涩。

② 寒凝胞宫

临床表现：月经闭止，腰膝冷痛，畏寒喜暖，带下清稀色白，舌苔白，脉沉迟。

③ 痰湿阻滞

临床表现：经行延后，渐至闭止，带下量多色白，口腻痰多，苔白腻，脉滑。

加食指按压心、肝反射区各 1～2 分钟。

第
4
章

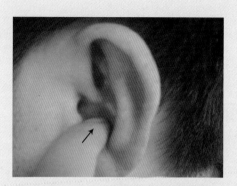

▲ 图 4-236　食指按压心反射区

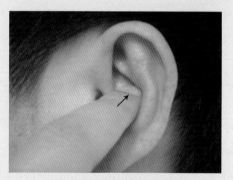

▲ 图 4-237　食指按压肝反射区

❀ 荨麻疹（图 4-238 至图 4-247）

荨麻疹是一种常见的过敏性皮肤病，多由食物（如鱼、虾等）、药物、寄生虫和外界化学、物理刺激而引发皮肤黏膜小血管扩张及渗透性增加。本病多发于肱股内侧，如发于咽喉，可见呼吸困难，发于胃肠兼有恶心、呕吐、腹痛、腹泻等症状。根据病程的长短，可分为急性与慢性两种。急性者发病急，临床表现为皮肤突然瘙痒，经搔抓后局部发红，随即出现扁平隆起的风团，周围红晕，数小时或数日内消退，消退后不留痕迹；慢性荨麻疹可反复发作，经年累月不断。根据临床特点又可分为寻常性荨麻疹、人工荨麻疹（皮肤划痕荨麻疹）、延迟性压力性荨麻疹、日光性及胆碱能性荨麻疹等。

【操作】按摩内分泌、神门、肾上腺反射区。风热、风寒证型可配肺反射区，肠胃实热可配脾、胃、大肠反射区，血虚风燥可配肝、肾反射区。

【加减】

① 风热犯表

临床表现：风团色鲜红，灼热剧痒，遇热加重，伴发热恶寒、咽喉肿痛，苔薄黄，脉浮数。

② 风寒束表

临床表现：皮疹色白、遇风寒加重，得暖则减，恶寒，口不渴，舌淡，苔薄白，脉浮紧。

加食指按压肺反射区 1～2 分钟。

③ 肠胃实热

临床表现：皮疹色红，成块成片，伴脘腹疼痛、恶心呕吐、便秘或泄泻，苔黄腻，脉滑数。

加食指按压脾、胃、大肠反射区各 1～2 分钟。

④ 血虚风燥

临床表现：皮疹反复发作，迁延日久，午后或夜间加剧，伴心烦少寐、口干、手足心热，舌红，少苔，脉细数无力。

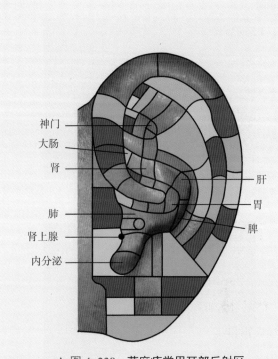

神门
大肠
肾
肺
肾上腺
内分泌
肝
胃
脾

▲ 图 4-238　荨麻疹常用耳部反射区

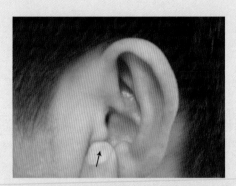

▲ 图 4-239　食指按压内分泌反射区 1～2 分钟

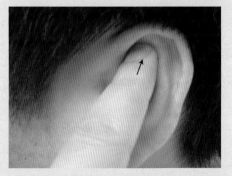

▲ 图 4-240　食指按压神门反射区 1～2 分钟

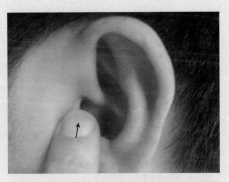

▲ 图 4-241　拇指按压肾上腺 **1～2** 分钟

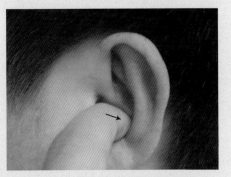

▲ 图 4-242　食指按压肺反射区

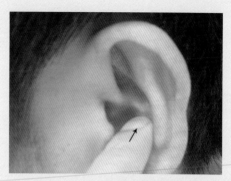

▲ 图 4-243　食指按压脾反射区

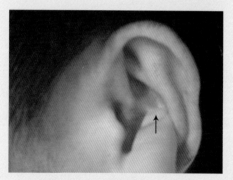

▲ 图 4-244　食指按压胃反射区

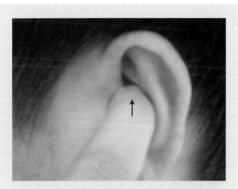

▲ 图 4-245　食指按压大肠反射区

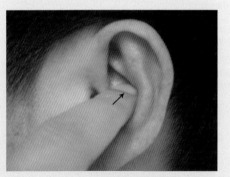

▲ 图 4-246　食指按压肝反射区

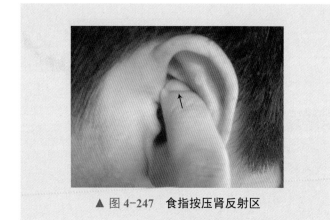

▲ 图 4-247　食指按压肾反射区

加食指按压肝、肾反射区各 1～2 分钟。

❀ **神经性皮炎**（图 4-248 至图 4-255）

神经性皮炎又称慢性单纯性苔藓，是以阵发性皮肤瘙痒和皮肤苔藓化为特征的慢性皮肤病。本病为常见皮肤病，多见于青年和成年人，儿童一般不发病，夏季多发或季节性不明显，属于中医学"牛

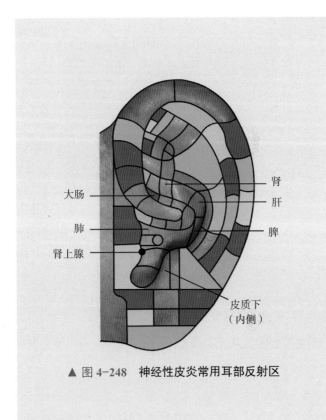

大肠

肺

肾上腺

肾

肝

脾

皮质下
（内侧）

▲ 图 4-248 神经性皮炎常用耳部反射区

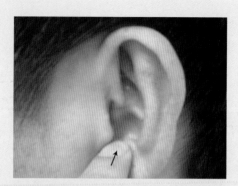

▲ 图 4-249　拇指按压皮质下 1～2 分钟

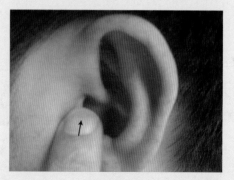

▲ 图 4-250　拇指按压肾上腺 1～2 分钟

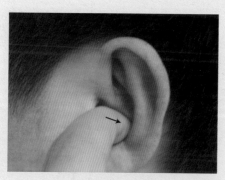

▲ 图 4-251 食指按压肺反射区 1～2 分钟

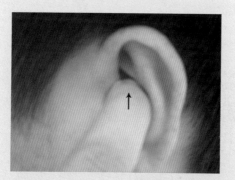

▲ 图 4-252 食指按压大肠反射区 1～2 分钟

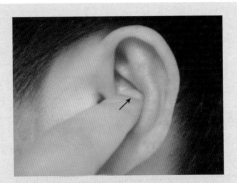

▲ 图 4-253　食指按压肝反射区

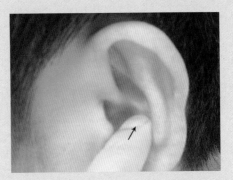

▲ 图 4-254　食指按压脾反射区

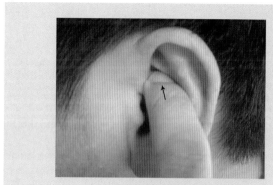

▲ 图 4-255　食指按压肾反射区

皮癣""摄领疮"范畴。如《外科正宗》曰："顽癣
乃风、热、湿、虫四者为患，……牛皮癣如牛项之
皮，顽硬且坚，抓之如朽木。……此等总皆血燥风
毒克于脾、肺二经。"又如《诸病源候论·摄领疮候》
记载："摄领疮，如癣之类，生于项上，痒痛，衣领
拂着即剧，云是衣领揩所作，故名摄领疮也。"

【操作】按摩皮质下、肾上腺、肺、大肠。肝

第4章

郁化火型可配肝反射区；血虚风燥型可配脾、肾反射区。

【加减】

① 肝郁化火型

临床表现：皮损色红，心烦易怒，失眠多梦，眩晕，心悸，口苦咽干，舌边尖红，舌苔薄白，脉弦数。本证以皮疹色红，伴心烦易怒，心悸失眠、眩晕为主要辨证要点。

加食指按压肝反射区 1～2 分钟。

② 血虚风燥型

临床表现：皮损色淡或灰白，抓如枯木，肥厚粗糙似牛皮，素体虚弱，心悸怔忡，失眠健忘，气短乏力，女子月经不调，舌淡，脉沉细。本证以皮损色淡或灰白，肥厚粗糙为主要辨证要点。

加食指按压脾、肾反射区各 1～2 分钟。

❀ **脂溢性皮炎**（图 4-256 至图 4-266）

脂溢性皮炎是发生于皮脂溢出部位的一种炎症性皮肤病。本病好发于皮脂腺分布较多的地方，如头皮、面部、胸部及皱褶部。典型损害为暗黄红丘疹或斑片，边缘清楚，表面被覆油腻的鳞屑或痂皮，伴有不同程度的瘙痒。本病在中医学中属于"白屑风""油风""面游风"等病证范畴。病因病机为饮食不节，过食油腻食物，脾胃湿热；或情志不畅，肝郁气滞，肝火与湿热搏结，蕴于肌肤。

【操作】按摩内分泌、肾上腺、大肠、神门、皮质下。肺胃热盛可配肺、胃反射区。脾虚湿困可加脾反射区，血虚风燥可配肝、肾反射区。

【加减】

① **肺胃热盛**

临床表现：急性发病。皮损色红，并有渗出、糜烂、结痂，痒剧，伴心烦口渴，大便秘结，舌红，苔黄，脉滑数。

加食指按压肺、胃反射区各1～2分钟。

② 脾虚湿困

临床表现：皮损淡红或黄，有灰白色鳞屑，伴有便溏，舌淡红，苔白腻，脉滑。

加食指按脾反射区1～2分钟。

③ 血虚风燥

临床表现：皮肤干燥，有糠秕状鳞屑，瘙痒，头发干燥无光，常伴有脱发，舌红，苔薄白，脉弦。

加食指按压肝、肾反射区1～2分钟。

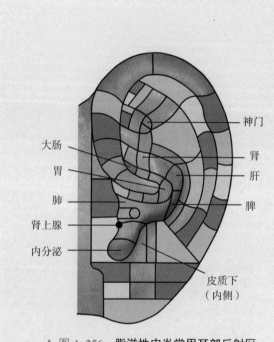

神门

大肠

胃

肺

肾上腺

内分泌

肾

肝

脾

皮质下
（内侧）

▲ 图 4-256　脂溢性皮炎常用耳部反射区

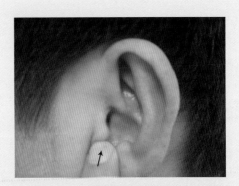

▲ 图 4-257 拇指按压内分泌 1～2 分钟

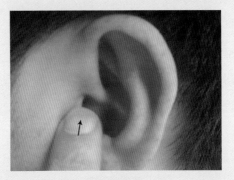

▲ 图 4-258 拇指按压肾上腺 1～2 分钟

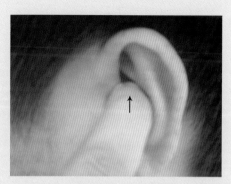

▲ 图 4-259　食指按压大肠反射区 1～2 分钟

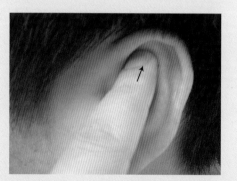

▲ 图 4-260　食指按压神门 1～2 分钟

223

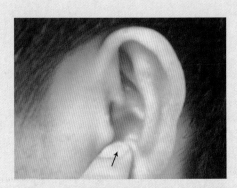

▲ 图 4-261　拇指按压皮质下 1～2 分钟

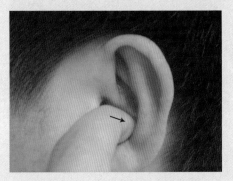

▲ 图 4-262　食指按压肺反射区

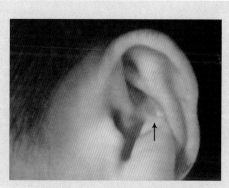

▲ 图 4-263　食指按压胃反射区

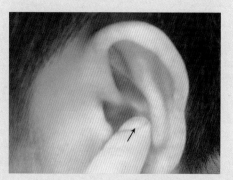

▲ 图 4-264　食指按脾反射区

225

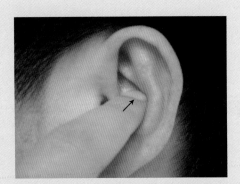

▲ 图 4-265　食指按压肝反射区

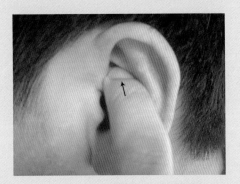

▲ 图 4-266　食指按压肾反射区

❀ 近视（图 4-267 至图 4-275）

近视是以视近物较清楚、视远物模糊不清为特征的一种眼病，多见于青少年。本病表现为近视力正常，远视力不良，视远不清，且近视度越大则远视力越差，而阅读距离也越近。中、高度近视易感觉眼前黑影浮动。高度近视和部分中度近视可有眼球突出，病变发展可见视盘周围出现环形萎缩，甚至后巩膜葡萄肿。

【操作】按摩眼、皮质下、屏间后、脑干、肝反射区。肝肾亏虚配肾反射区，心脾两虚配心、脾反射区。

【加减】

① 肝肾亏虚

临床表现：视近尚清，视远模糊，不耐久视，眼前昏花，头晕耳鸣，失眠多梦，腰膝酸软，舌红少苔，脉细数。

加食指按压肾反射区 1～2 分钟。

② 心脾两虚

临床表现：视物能近怯远，面色少华，心悸气短，食少便溏，舌淡，脉细弱。

加食指按压心、脾反射区 1～2 分钟。

❀ 耳鸣、耳聋（图 4-276 至图 4-287）

耳鸣是指患者在耳部或头部的一种声音感觉，但周围环境中并无相应的声源存在，是多种耳部病变和全身疾病的症候群之一，以耳鸣为主症者作为疾病对待。发病机理颇为复杂，有内耳缺氧学说，也与情绪、记忆及自主神经反应有关。一般分为生理性耳鸣和病理性耳鸣，前者如因体位关系而突然听到自身的脉搏性耳鸣，改变体位后消失，后者则因病变（如炎性刺激）、机械性刺激、电化学反应引起的神经过敏等。耳鸣又可分为主观性和客观性两类。①主观性耳鸣：耳鸣为一侧或两侧，持续性或

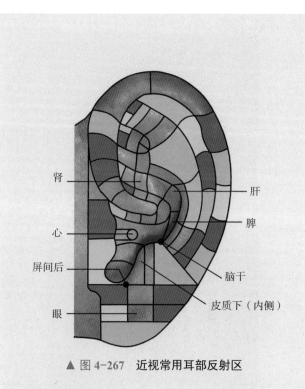

肾

肝

脾

心

屏间后

脑干

眼

皮质下（内侧）

▲ 图 4-267　近视常用耳部反射区

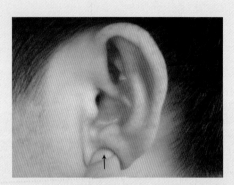

▲ 图 4-268　拇指按压眼反射区 1～2 分钟

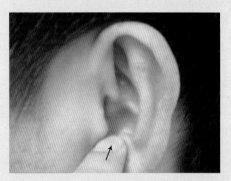

▲ 图 4-269　拇指按压皮质下 1～2 分钟

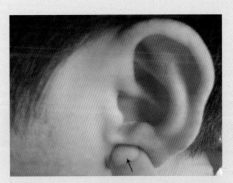

▲ 图 4-270　拇指按压屏间后 1～2 分钟

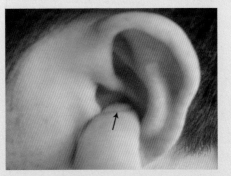

▲ 图 4-271　食指按压脑干反射区 1～2 分钟

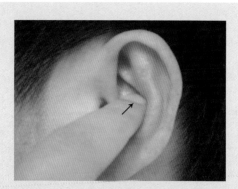

▲ 图 4-272　食指按压肝反射区 1～2 分钟

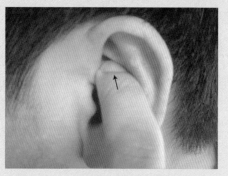

▲ 图 4-273　食指按压肾反射区

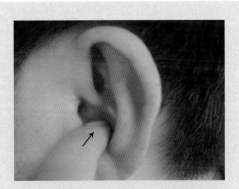

▲ 图 4-274　食指按压心反射区

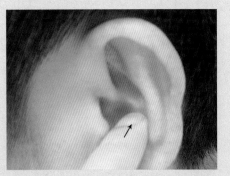

▲ 图 4-275　食指按压脾反射区

间断性，音调有高音性（多为神经性耳鸣）或低音性（多为传导性耳鸣）。②客观性耳鸣：耳鸣声患者自己感觉到，旁人也能听到，如血管病变引起的耳鸣，伴血管搏动音；腭肌痉挛所致耳鸣伴不规则咔嗒声。

耳聋是各种听力减退症状的总称，可由多种疾病引起，为耳科临床常见症。临床上常将耳聋分为轻度、中度、重度和全聋四级。轻度耳聋者，远距离听话或听一般距离低声讲话感到困难，纯音语言频率的气导听阈在10～30分贝；中度者，近距离听话感到困难，纯音语言频率的气导听阈在30～60分贝；重度者，只能听到很大的声音，可听见在耳边喊叫的高声，纯音语言频率的气导听阈在60～90分贝；全聋者，完全不能听到声音，纯音语言频率的气导听阈90分贝以上。

【操作】按摩内耳、外耳、胆、枕、缘中、眼、三焦、肾反射区。肝肾亏损、肝火上炎、痰火郁结

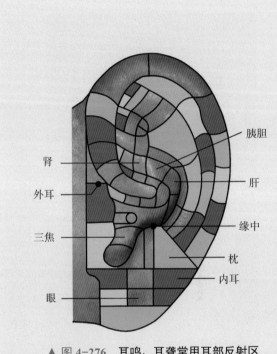

肾

外耳

三焦

眼

胰胆

肝

缘中

枕

内耳

▲ 图 4-276　耳鸣、耳聋常用耳部反射区

第
4
章

235

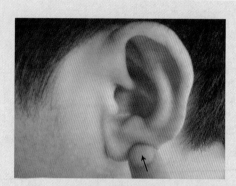

▲ 图 4-277　拇指按压内耳反射区 1～2 分钟

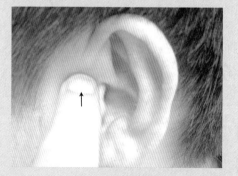

▲ 图 4-278　拇指按压外耳反射区 1～2 分钟

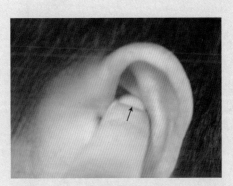

▲ 图 4-279　食指按压胆反射区 1～2 分钟

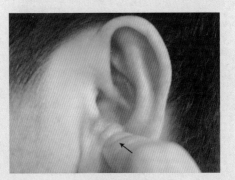

▲ 图 4-280　拇指按压枕反射区 1～2 分钟

第
4
章

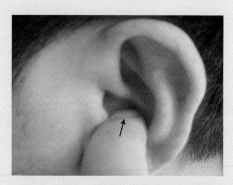

▲ 图 4-281　食指按压缘中 1～2 分钟

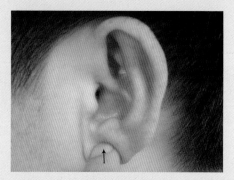

▲ 图 4-282　拇指按压眼反射区 1～2 分钟

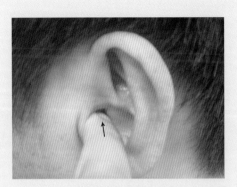

▲ 图 4-283　食指按压三焦反射区 1～2 分钟

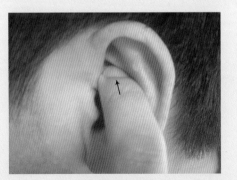

▲ 图 4-284　食指按压肾反射区 1～2 分钟

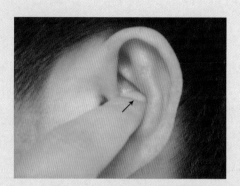

▲ 图 4-285　食指按压肝反射区

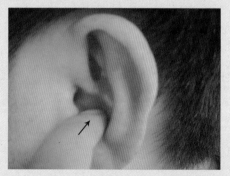

▲ 图 4-286　食指按压心反射区

可配肝反射区，气血亏虚可配心、脾反射区。

【加减】

① 肝肾亏损

临床表现：耳鸣如蝉，昼夜不息，安静时尤甚，听力逐渐下降，或见头昏眼花，腰膝酸软，虚烦失眠，夜尿频多，发脱齿摇，舌红少苔，脉细弱或细数。

② 肝火上炎

临床表现：耳鸣如闻潮声或风雷声，耳聋时轻时重，多在情志抑郁或恼怒之后耳鸣耳聋加重。伴口苦，咽干，面红目赤，尿黄，便秘，夜寐不宁，胸胁胀痛，头痛或眩晕，舌红苔黄，脉弦数有力。

③ 痰火郁结

临床表现：耳鸣耳聋，耳中胀闷，头重头昏，或见头晕目眩，胸脘满闷，咳嗽痰多，口苦或淡而无味，二便不畅，舌红，苔黄腻，脉滑数。

加食指按压肝反射区 1～2 分钟。

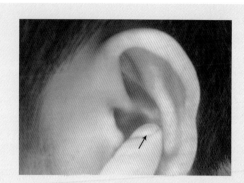

▲ 图 4-287　食指按压脾反射区

④ 气血亏虚

临床表现：耳鸣耳聋，每遇疲劳之后加重，或见倦怠乏力，声低气怯，面色无华，食欲不振，脘腹胀满，大便溏薄，心悸失眠，舌质淡红，苔薄白，脉细弱。

加食指按压心、脾反射区各 1～2 分钟。

● **过敏性鼻炎**（图 4-288 至图 4-295）

过敏性鼻炎又称变态反应性鼻炎，为身体对某

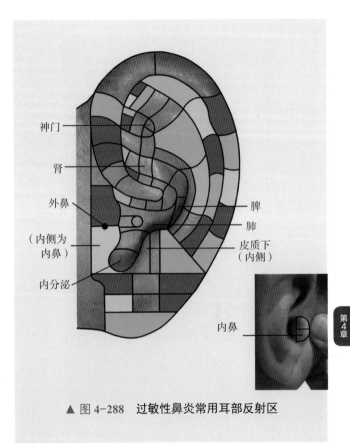

▲ 图 4-288　过敏性鼻炎常用耳部反射区

第4章

243

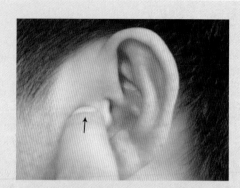

▲ 图 4-289　食指按压外鼻、内鼻反射区 1～2 分钟

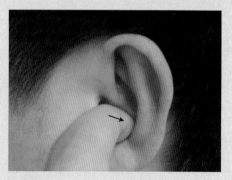

▲ 图 4-290　食指按压肺反射区 1～2 分钟

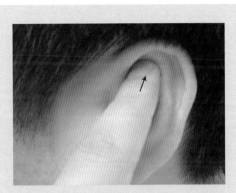

▲ 图 4-291 食指按压神门 1～2 分钟

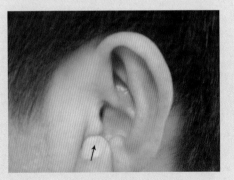

▲ 图 4-292 拇指按压内分泌 1～2 分钟

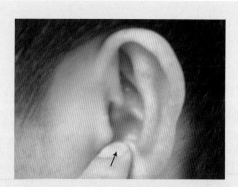

▲ 图 4-293　拇指按压皮质下 1～2 分钟

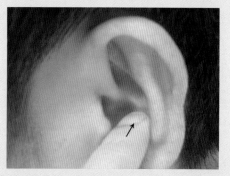

▲ 图 4-294　食指按压脾反射区

些变应原（过敏原）敏感性增高而呈现以鼻黏膜病变为主的一种异常反应，可发生于任何年龄，以青年多见。临床上有常年性发作和季节性发作两型。病因为过敏体质的人，接触过敏原如吸入物、食入物、注射物、接触物等发生的变态反应。临床表现多以阵发性鼻痒为先兆，接着连续打喷嚏，流大量清水鼻涕，不同程度的鼻塞，嗅觉减退或消失，为暂时性或持久性。鼻黏膜苍白、水肿，以下鼻甲为甚。症状发作快，消退也快。常年型以清澄易发作，季节型常与花粉有关。

【操作】按摩外鼻、内鼻、肺、神门、内分泌、皮质下反射区，肺脾气虚配脾反射区，肺肾虚弱配肾反射区。

【加减】

① 肺脾气虚

临床表现：鼻塞、鼻涕清稀、淋漓而下，嗅觉迟

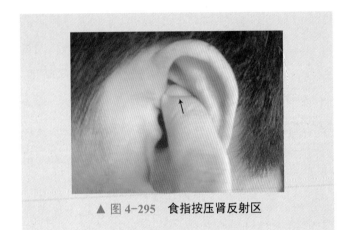

▲ 图 4-295　食指按压肾反射区

钝，双下鼻甲黏膜肿胀，苍白或灰白，呈息肉样变。并伴见头昏头重，神疲气短，四肢困倦，胃纳欠佳，大便稀溏，舌质淡或淡胖，边有齿痕，苔白，脉濡缓。

　　加食指按压脾反射区 1～2 分钟。

② 肺肾虚弱

　　临床表现：鼻衄多为常年性，鼻痒嚏多，清涕难敛，早晚较甚，鼻黏膜苍白水肿，平素畏风寒，四肢不温，面色淡白或见腰膝酸软，遗精早泄，小便清长，夜尿多，舌质淡，脉沉细弱。

加食指按压肾反射区 1～2 分钟。

❀ 慢性鼻炎（图 4-296 至图 4-303）

慢性鼻炎是鼻腔黏膜和黏膜下层的慢性炎症。表现为鼻黏膜的慢性充血肿胀，称慢性单纯性鼻炎。若发展为鼻黏膜和鼻甲骨的增生肥厚，称慢性肥厚性鼻炎。患者常易感冒、打喷嚏、流清鼻涕、发痒、通气不畅，或常流黄脓涕、绿色鼻涕等。本病在中医学中属于"鼻窒"范畴。病因病机为肺脾气虚，郁滞鼻窍或邪毒久留，气滞血瘀。

【操作】按摩外鼻、内鼻、肺、脾、内分泌、皮质下、肾上腺反射区。邪留血瘀配肝反射区。

第 4 章

【加减】

邪留血瘀

临床表现：持续鼻塞，流涕黏稠，嗅觉减退，声音重浊，鼻甲肥大暗红，头痛头晕，舌红有瘀点，脉弦细。

加食指按压肝反射区 1～2 分钟。

❀ **肥胖**（图 4-304 至图 4-314）

肥胖病是一种社会性慢性疾病，是指机体内热量的摄入大于消耗，造成体内脂肪堆积过多，体重超过标准体重 20% 以上，并且脂肪百分率超过 30% 者称为肥胖。体重超过标准体重 20% 以下者称为超重。肥胖病系指单纯性肥胖，即除外内分泌代谢病为病因者。肥胖发病率女性多于男性，35 岁后发病率增高，以 50 岁以上最高。肥胖不仅影响工作、生活、美观，更重要的是对人体健康有一定的危害性。

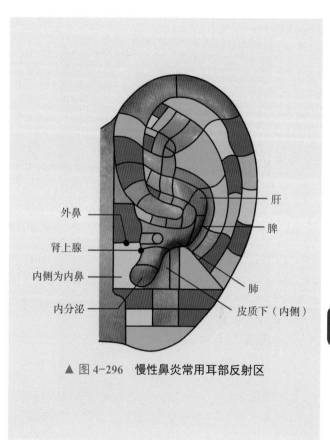

外鼻

肾上腺

内侧为内鼻

内分泌

肝

脾

肺

皮质下（内侧）

▲ 图 4-296　慢性鼻炎常用耳部反射区

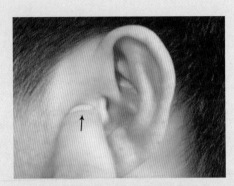

▲ 图 4-297　食指按压外鼻、内鼻反射区 1～2 分钟

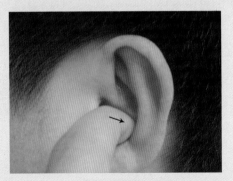

▲ 图 4-298　食指按压肺反射区 1～2 分钟

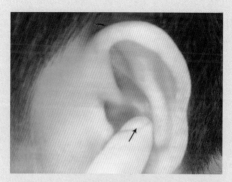

▲ 图 4-299　食指按压脾反射区 1～2 分钟

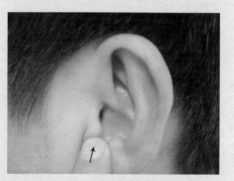

▲ 图 4-300　拇指按压内分泌 1～2 分钟

第4章

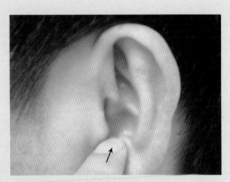

▲ 图 4-301　拇指按压皮质下 1～2 分钟

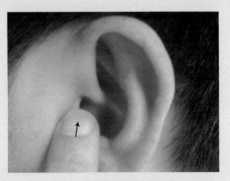

▲ 图 4-302　食指按压肾上腺 1～2 分钟

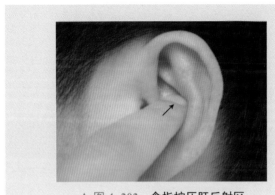

▲ 图 4-303　食指按压肝反射区

现今已经证实肥胖人群的糖尿病、冠心病、高血压、中风、胆石症及痛风等疾病的发病率明显高于非超重者。近年来随着人民生活水平的提高和寿命延长，肥胖患者不断增多，肥胖病的防治工作已经受到重视。

【操作】按摩内分泌、皮质下、肾上腺、交感、

第4章

255

外鼻（饥点）、脾、胃、大肠、三焦反射区，以及肥胖相应部位。脾肾阳虚，配肾反射区。

【加减】

脾肾阳虚

临床表现：形体肥胖，颜面虚浮，神疲嗜卧，气短乏力，腹胀便溏，自汗，气喘，动则更甚，畏寒肢冷，下肢浮肿，日间尿少，而夜尿频，舌淡胖，苔薄白，脉沉细。

加食指按压肾反射区 1～2 分钟。

❀ 黄褐斑（图 4-315 至图 4-323）

黄褐斑也称为肝斑，是面部黑变病的一种，是发生在颜面的色素沉着斑。本病在中医学中属于"黛黑斑""面尘"等病范畴。病因病机为情志失调，化火伤阴；饮食失节，湿热熏蒸头面；劳欲过度，虚火上炎。

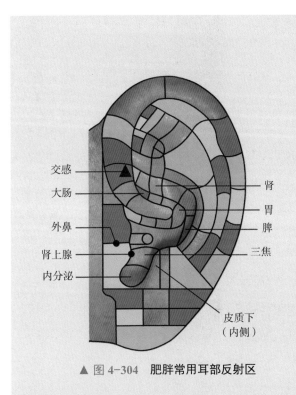

交感

大肠

外鼻

肾上腺

内分泌

肾

胃

脾

三焦

皮质下
（内侧）

▲ 图 4-304　肥胖常用耳部反射区

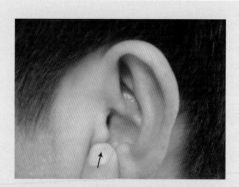

▲ 图 4-305　拇指按压内分泌 1～2 分钟

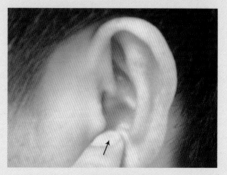

▲ 图 4-306　拇指按压皮质下 1～2 分钟

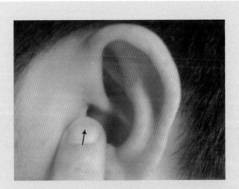

▲ 图 4-307　拇指按压肾上腺 1～2 分钟

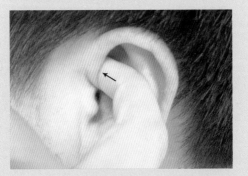

▲ 图 4-308　食指按压交感 1～2 分钟

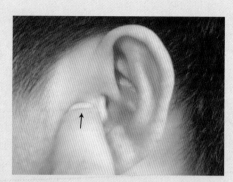

▲ 图 4-309　食指按压外鼻（饥点）反射区 1～2 分钟

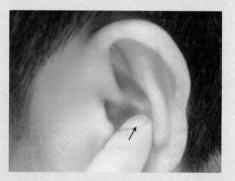

▲ 图 4-310　食指按压脾反射区 1～2 分钟

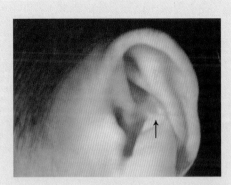

▲ 图 4-311　食指按压胃反射区 1～2 分钟

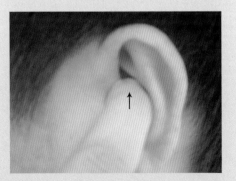

▲ 图 4-312　食指按压大肠反射区 1～2 分钟

第
4
章

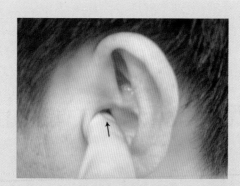

▲ 图 4-313　食指按压三焦反射区 1～2 分钟

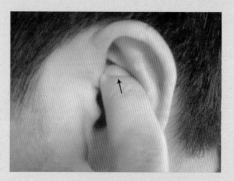

▲ 图 4-314　食指按压肾反射区

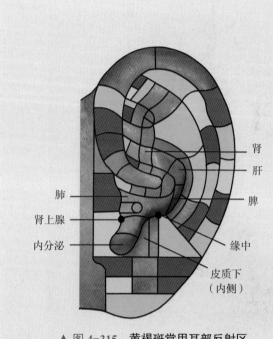

肾

肝

脾

缘中

皮质下
（内侧）

肺

肾上腺

内分泌

▲ 图 4-315　黄褐斑常用耳部反射区

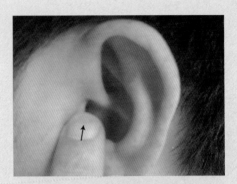

▲ 图 4-316　拇指按压肾上腺 1～2 分钟

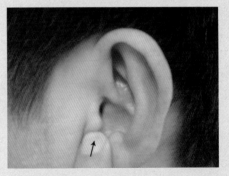

▲ 图 4-317　拇指按压内分泌 1～2 分钟

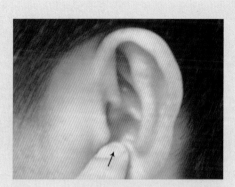

▲ 图 4-318　拇指按压皮质下 1～2 分钟

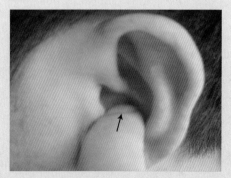

▲ 图 4-319　食指按压缘中 1～2 分钟

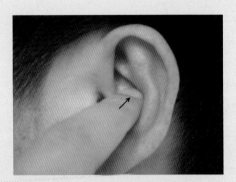

▲ 图 4-320　食指按压肝反射区

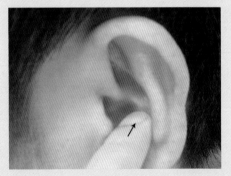

▲ 图 4-321　食指按压脾反射区

【操作】按摩肾上腺、内分泌、皮质下、缘中反射区，肝郁气滞配肝反射区，湿热内蕴配脾反射区，阴虚火旺配肺、肾反射区。

【加减】

① 肝郁气滞

临床表现：皮肤呈现浅褐色或深褐色点状或斑状斑，边界清晰，以颜面、目周、鼻周多见，两胁胀痛，烦躁易怒，舌苔薄黄，脉弦数。

加食指按压肝反射区 1～2 分钟。

② 湿热内蕴

临床表现：皮损见于前额、颜面、口唇、鼻部，边界不清，自边缘向中心逐渐加深其色，渴不欲饮，苔黄腻，脉滑数。

加食指按压脾反射区 1～2 分钟。

③ 阴虚火旺

临床表现：皮损多见鼻、额、面颊部，大小不

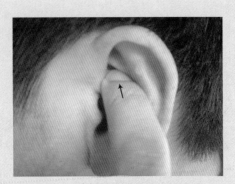

▲ 图 4-322　食指按压肾反射区

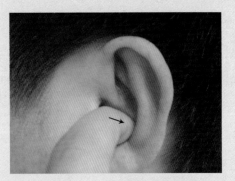

▲ 图 4-323　食指按压肺反射区

定，边界清楚，五心烦热，心悸失眠，舌红少苔，脉细数。

加食指按压肺、肾反射区 1～2 分钟。

❀ **痤疮**（图 4-324 至图 4-332）

痤疮又名寻常性痤疮，是毛囊皮脂腺结构的慢性炎症性疾病。本病多见于 15～30 岁的青年男女，男性为多。现代医学认为，人体在青春发育期，性腺成熟，雄性激素分泌增加，刺激皮脂腺，使皮脂分泌过多，以致堵塞毛囊口而形成粉刺，粉刺棒状杆菌侵入局部，产生游离脂肪酸而形成毛囊炎，加重皮疹的发展。此外，消化不良，过食脂肪和糖类，可诱发本病。损害主要发生于面部，尤其是前额、双颊部，其次是胸部、背部及肩部。其特点为颜面部发生的散在的与毛囊一致的针头或米粒大小的红色丘疹、黑头丘疹或白头丘疹，内有黑头或白头脓塞。初起多为粉刺，常对称分布。粉刺在发展过程中可演变成炎性丘疹、脓疱、结节、脓肿及囊肿，最后形成瘢痕。本病往往此起彼伏，不断爆出新疹，病程缠绵，有的可迁延数年或十数年。

【操作】按摩内分泌、肾上腺、皮质下。肺热型，配肺反射区；脾胃湿热型，配脾、胃反射区；痰瘀互结和肝火犯卜型配肝反射区；热毒血瘀型，配大肠反射区。

【加减】

① **肺热型**

临床表现：面部毛囊起丘疹，红肿疼痛伴瘙痒，或有脓包，面色潮红，舌边尖红，苔薄黄，脉数。伴有乳胀不适，心烦易怒，舌质红苔薄黄，脉弦数等临床表现。

加食指按压肺反射区1～2分钟。

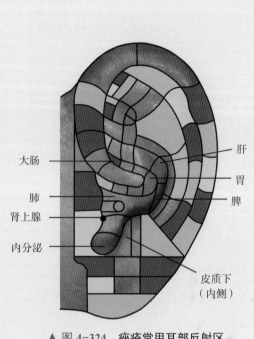

大肠

肺

肾上腺

内分泌

肝

胃

脾

皮质下
（内侧）

▲ 图 4-324　痤疮常用耳部反射区

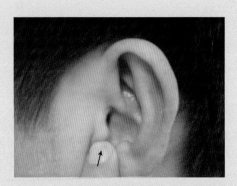

▲ 图 4-325　拇指按压内分泌 1～2 分钟

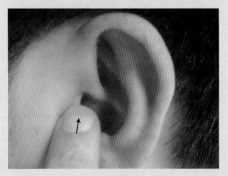

▲ 图 4-326　拇指按压肾上腺 1～2 分钟

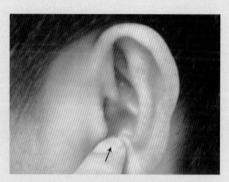

▲ 图 4-327　拇指按压皮质下 1～2 分钟

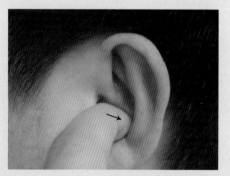

▲ 图 4-328　食指按压肺反射区

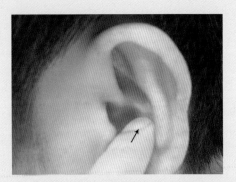

▲ 图 4-329 食指按压脾反射区

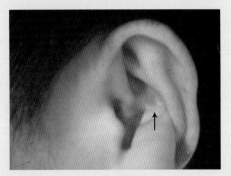

▲ 图 4-330 食指按压胃反射区

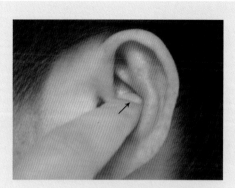

▲ 图 4-331　食指按压肝反射区

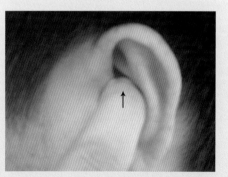

▲ 图 4-332　食指按压大肠反射区

第4章

② 脾胃湿热型

临床表现：常见面部肤色潮红，以粉刺、丘疹为主，或有脓包，伴焮热瘙痒、口燥、咽干、便秘、溲赤，舌红苔黄腻，脉象弦数或滑数。

加食指按压脾、胃反射区各 1～2 分钟。

③ 痰瘀互结型

临床表现：皮疹以结节、囊肿为主，部分有瘢痕，女性伴有月经不调、经闭、痛经，舌质暗红，舌边尖有瘀点。

④ 肝火犯上型

临床表现：皮疹分布于面部及胸、背，兼见胸闷不舒，两胁胀痛，喜生闷气，女性月经前面部皮损加重，乳房胀痛，苔薄黄少津，脉弦数。

加食指按压肝反射区 1～2 分钟。

⑤ 热毒血瘀型

临床表现：痤疮经久不愈，色红，脓肿，发病迅速，高热烦渴，肌肤出现斑疹，舌质绛，苔黄而燥，脉象弦数或细数。

加食指按压大肠反射区 1～2 分钟。

第 5 章　耳部诊病法

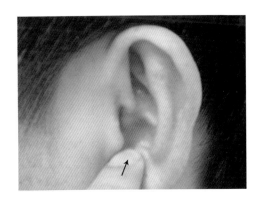

耳郭作为人体的一个组成部分，具有反映整体全息的功能和作用。目前，耳诊的研究比较活跃，在传统视、触的基础上，还应用了一些现代科学技术手段，如耳穴探测仪、耳穴染色法等。从目前的发展水平看，在定位诊断上可为临床提供一定的参考依据，但仍需不断地探索。

耳穴视诊

根据耳郭上耳穴的变色、变形（隆起、结节、凹陷、肿胀等）、丘疹、脱屑、血管充盈等阳性特征，通过目视进行诊断疾病的一种方法。视诊时，两眼平视，以拇指和食指牵拉耳郭对准光线，由内向外，由下向上，顺着解剖部位，发现可疑阳性反应点时，可用指从耳背顶起，使阳性反应处先绷紧，再慢慢放松，也可反复多次，以鉴别阳性反应物大小、形状、色泽等变化。当一侧耳郭发现有阳性反应点时，必须与对侧耳郭进行对比观察，以鉴别阳性反应的真伪和性质。

阳性反映的内容：①颜色：点、片状白色或红晕或红暗，或暗灰色，常见于消化系统疾病、妇科疾病；点片状充血红晕多见于急性炎症。②形态：结节状或条索状突起、凹陷，常见于肝病、结核、肿瘤、脊柱炎、胆结石、胃下垂、慢性器质疾病。③丘疹：常见于皮肤病、妇科病、气管炎、胃肠病。④脱屑：常见于皮肤病和内分泌方面的疾病。⑤血管充盈：常见于风湿病、疼痛、运动障碍、肝炎、心脏病。

注意事项：注意个体差异及男女老幼的不同。光线要充足，以自然光线为准。视诊前不要擦洗耳郭，以免皮肤充血、变色及出现假阳性反应点。

耳穴触诊

以下介绍耳穴诊断常用的触诊方法。

1.**划动法** 利用探笔在耳郭各区进行划动以寻找阳性反应的一种方法。常见的阳性反应有：①凹陷：可触及点、线、片状不同规则的凹陷，并注意观察凹陷后色泽改变和凹陷恢复的时间，以辨虚实。色淡红、凹陷恢复时间慢，多为虚证；色深红、凹陷恢复时间快，多为实证。②水肿：划动时在耳郭相应部位上出现凹陷性水肿、水纹波动感。③隆起：多见点状、片状、条索状、条片状、圆形结节等。

2.**点压法** 用一个直径约 1.5mm 的金属或非金属探棒（如耳穴压痛棒或毫针柄、火柴头）在耳郭相应部位上逐一均匀按压耳穴，通过寻找压痛点来诊断疾病的一种方法。本法主要适用于急性炎症病变、痛证和鉴别诊断，并为治疗确定刺激部位。

痛点与疾病：痛点的形成和消失与疾病的发生、发展和转归有一定的关系。在疾病发生之后，痛点即可形成，当病情发展或加重时，压痛点愈加敏感，随着病情的好转，痛点减轻以至消失。慢性病时，耳郭压痛点多不明显。

对压痛程度，常据病人的反应加以判断：皱眉（＋）；眨眼（＋＋）；躲闪（＋＋＋）；呼痛难忍、拒按压（＋＋＋＋）。

注意事项：检查时，要用力均匀，时间相等，不要用力过重。压痛点不明显时，可嘱病人比较并找出压痛最明显的反应点。

耳穴电测法（听诊法）

根据与疾病相关的耳穴电阻较低（20～500 千欧），与疾病无关的耳穴电阻较高（500～100 000 千欧），这种电阻值的差异，设计耳穴探测仪诊断疾病的方法。

1. 探测仪的使用方法　①将探笔插入耳穴探测器插孔内。②使用者手持探极，病人手持握柄并握紧。③打开电源，调整电位器，一般以上耳根穴为基准，测定基础电阻。

2. 探测方法　①全耳探测法：为初诊时常用的方法，其顺序为：三角窝→耳甲窝→耳轮→耳轮脚周围→耳甲腔→对耳屏→屏间切迹→耳屏→耳垂→对耳轮→对耳轮上、下脚→耳舟。②重点探测法：多用于鉴别诊断，复诊时常用。当探测到某个敏感点时，就要把和这个敏感点有关的、可构成诊断某疾病的其他穴，仔细探测，以便产生初步诊断和鉴别诊断。例如，探测血压时，为区分血压的高低，通常先探测降压点，后探测升压点，并比较两个点声响变化的高低。

3. 探测结果与疾病的关系 ①正常穴位：无声响，无压痛，为阴性（－）。②弱阳性穴位：仪器发出声响弱，音响出现时间不伴刺痛，为弱阳性（±）。③阳性穴位：仪器发出的声响较弱较快，伴轻微刺痛，为阳性（＋）。④强阳性穴位：仪器发生声响较强较快，伴刺痛，为强阳性（＋＋）。

一般来说，弱阳性反应提示机体相应部位上的病变反应，为初起或病愈，亦可为既往史。阳性反应提示机体相应部位上的病变正在发生发展或疾病正在演变、恢复之中。强阳性反应提示机体病变的主要部位，病情最重的部位。

4. 注意事项 ①探测时，要求压力适中，速度不快不慢，各穴位停留时间一致。②探测前不宜擦洗耳郭。③婴儿、儿童良导点相对较少，并很少兼有刺痛，故一般出现良导点均应在诊断上予以分析。④仪器灵敏度要调好，电位器应从小调到适中敏感度。⑤探极大小以 1.5mm 较宜，探测时要随时调整探笔方向。⑥患者手握探极要握紧，以保持良好接触。⑦探测时，需行双耳探测，记录结果，进行综合分析。

近年来，耳穴染色法的研究也比较活跃，此法既可用于耳穴诊断，也可用于耳穴定位的研究，但由于需要特定的染色液，且临床上也尚未全面推广使用，故此处从略。

耳部信息综合分析法

本法是对通过视、触、听等各种手段获取的耳部信息，进行综合分析，以提高耳穴诊断符合率的一种方法。具体可按以下程序进行。

1.**信息诊断记录分三步整理** 第一步，按系统归类。拿到一份完整的耳部信息记录表时，首先对敏感穴按系统和脏腑器官进行归类，在每个系统内找出最强点，作出初步的判断。第二步，找出各系统之间的内在联系。在完成第一步后，要根据一个系统和另一系统之间的内在联系，以最强信号为中心，排除假阳性，作出初步的诊断结果。第三步，结合临床症状和病史进行最后的确诊。一般的疾病通过前面两个步骤的整理，可做出初步诊断结果。但在临床中往往会遇到一些比较难以诊断的病症，就要结合临床症状和病史进行确诊。

2. **具体病症从 6 个方面分析** ①根据藏象理论进行分析：藏象学说是中医学研究人体各脏腑、组织器官的生理活动、病理变化及其相互关系的学说，所以，藏象学说是进行综合分析的重要理论根据。例如，骨折病人在肾穴有阳性反应，胃痛病人在肝穴上有阳性反应，就可依"肾主骨"、"肝气犯胃"等理论进行分析。②根据胚胎倒像学说进行分析：许多耳穴都是根据胚胎倒像学说进行定位和命名的，在分析时往往可利用这一规律。例如阳性信号位于两穴之间，按投影关系定位，仍可以准确地诊断出疾病的所在。③根据现代医学理论分析：有一部分耳穴是根据现代医学理论和方法进行研究和命名的，因此，分析时必须参考现代医学的理论。例如，十二指肠溃疡病在耳郭上的反应，主要以消化系统为主，强信号集中在十二指肠。除此之外，现代医学认为，十二指肠溃疡与大脑皮层功能紊乱有关，所以皮质下常出现信号；且由于迷走神经兴奋性增高，引起胃泌素增加，胃酸分泌过多，则交感、神门可出现较强信号；由于疼痛的放射，在肩、背、胸等穴也会出现阳性信号，所以必须进行综合分析，灵活掌握。④根据特定穴位进行分析：在耳穴中，有许多是具有特异性的穴位，往往一个穴位能代表一种病的性质，或代表一种特有的症状等。如低血压时，升压点呈阳性反应；过敏性疾病，过敏区呈阳性反应等。⑤根据各种疾病的诊断参考穴分析：疾病的诊断参考穴是将大量的临床病例，经过统计学处理得出的，对进行综合分析具有重要参考意义。例如，肾、肾炎点、膀胱、输尿管、腰痛点等穴位，在肾炎时出现率很高，可作为诊断肾炎的重要参考穴。⑥根据经络学说进行分析：利用经络与耳穴之间的关系进行分析，在排除假阳性及帮助正确判断方面有重要意义。例如，睾丸有病变，往往在肝区出现一个明显的信号，这种现象不能误认为是肝脏发生了病变。

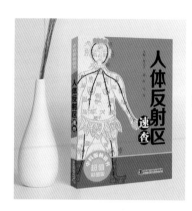

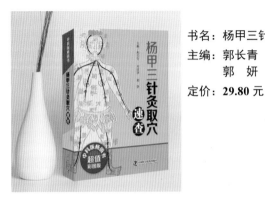

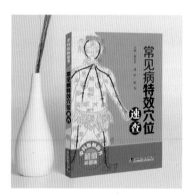

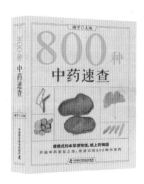

本书以《中华人民共和国药典》（2015年版）及《中药学》（第9版）的知识精华为依据，从我国中草药宝库中精选了当代临床常用的中草药800种，按药材功效分为解表药、清热药、泻下药、祛风湿药等22大类；又细分为发散风寒药、发散风热药、清热泻火药、清热燥湿药等40小类，详细介绍了每种中草药的别名、药性、功效、主治、用量用法、使用注意等，文字通俗易懂，易于阅读。此外，还为每味药配上了精美的高清彩色照片，图文对应，帮助读者更加轻松、快速、准确地识别和应用这些中草药。

本书集识药、用药于一体，所收载的中草药均容易获取，疗效确切，是广大临床医师、医学院校师生、中医药科研人员、社区及乡村医生、广大中医药爱好者学习、掌握和应用中草药的重要参考读物。

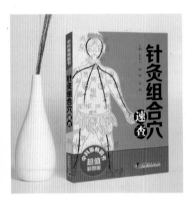

书名：针灸组合穴速查

主编：郭长青　郭　妍
　　　张　伟

定价：**19.80**元

　　本书为《中医速查宝典系列》丛书之一，由北京中医药大学针灸推拿学院、中国中医科学院资深专家、教授联袂根据多年的针灸教学实践与临床实践，精心撰写而成。

　　组合穴是由作用相同或相似的两个或两个以上穴位组成的穴组，穴组中各穴相互配合，协同发挥治疗作用，可提高疗效。本书重点描述了56组合穴的穴组主治、标准定位、取穴技巧、穴位解剖、毫针刺法，并配以精美的体表图和解剖图，读者可按图准确取穴，便于组合穴的临床应用。